大人女子のための
ココロとカラダがよろこぶ
アロマテラピー

植物の香りはストレスからあなたを守ります！

今、あなたが抱えるストレスは、どのようなものでしょうか？

家庭のこと。仕事のこと。人間関係のことなど、人それぞれに悩みがあると思います。一晩寝たら忘れてしまうような悩みならいいのですが、モヤモヤやイライラが消えない場合は、ストレスが溜まっているかもしれません。

最近はインターネットの普及に伴い、情報が多すぎて頭が混乱したり、SNSによってねたみの感情が生まれたり、社会のスピードが速くて不安になったりするなど、新たなストレスが生まれています。このような現代のストレスは、傷口に絆創膏を貼れば治るような単純なものではないため、うまく折り合いをつけていかなければなりません。

いつの間にか、頭がパンパンで
疲れてない？

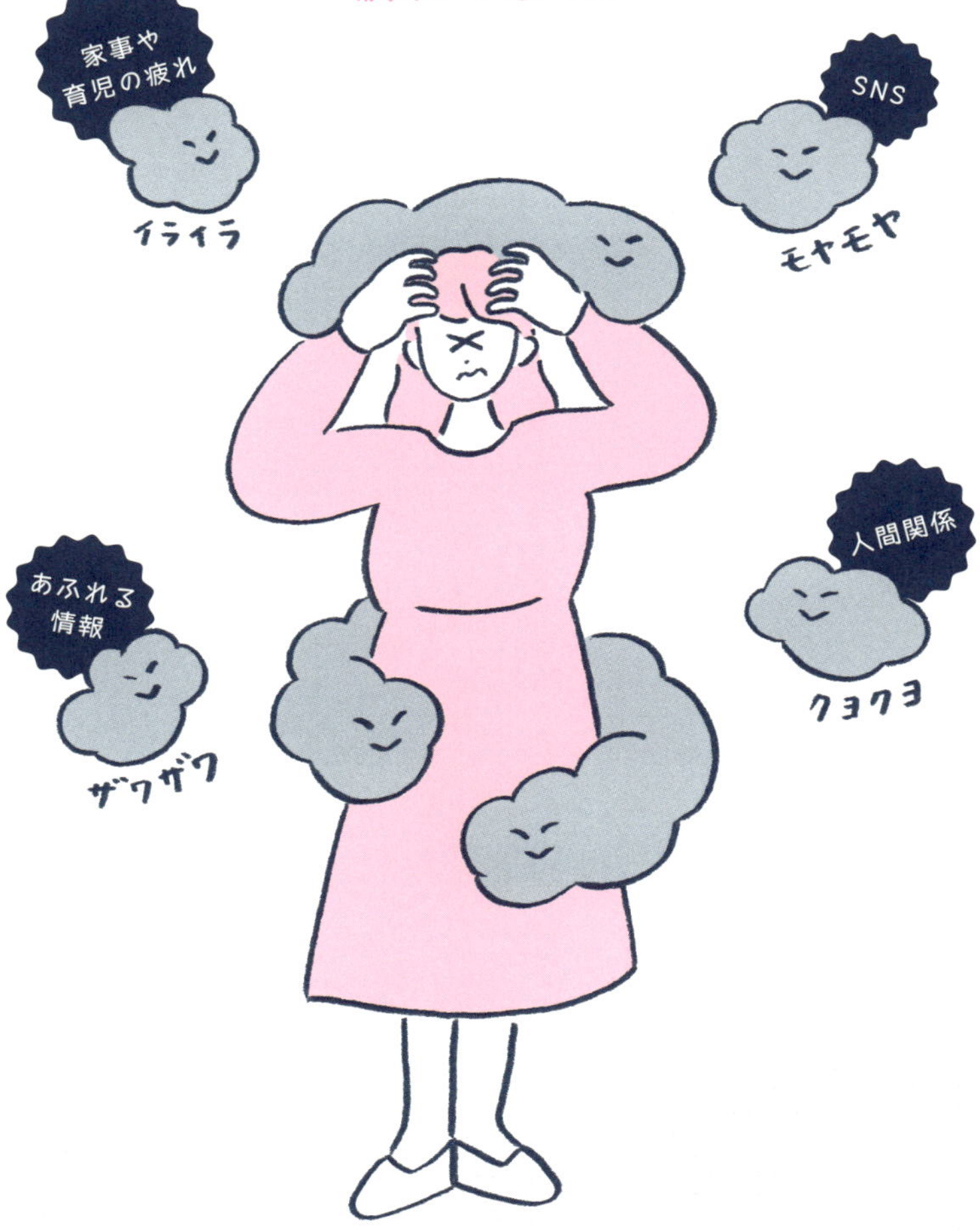

ストレスから自分を守る方法として役立つのが、植物の香りを利用したアロマテラピー。アロマテラピーは、フランス語の「aroma（アロマ）＝香り」と「thérapie（テラピー）＝療法」を組み合わせた造語です。香りには、緊張をほぐしたり、頭をすっきりさせたりするなど、さまざまな力があり、古くから私たちの暮らしと密接に関わってきました。近年、調査や研究によって、その効果が明らかになっています。

日々、心穏やかに過ごしたいと思ったら、まずは難しいことを考えず、アロマに頼ってみましょう。香りを嗅ぐと、それだけで気持ちがまあるくなるはず。自然の香りを使うアロマテラピーが、今を生きる人の助けになることは間違いありません。

アロマテラピーで
ストレスフリーに！

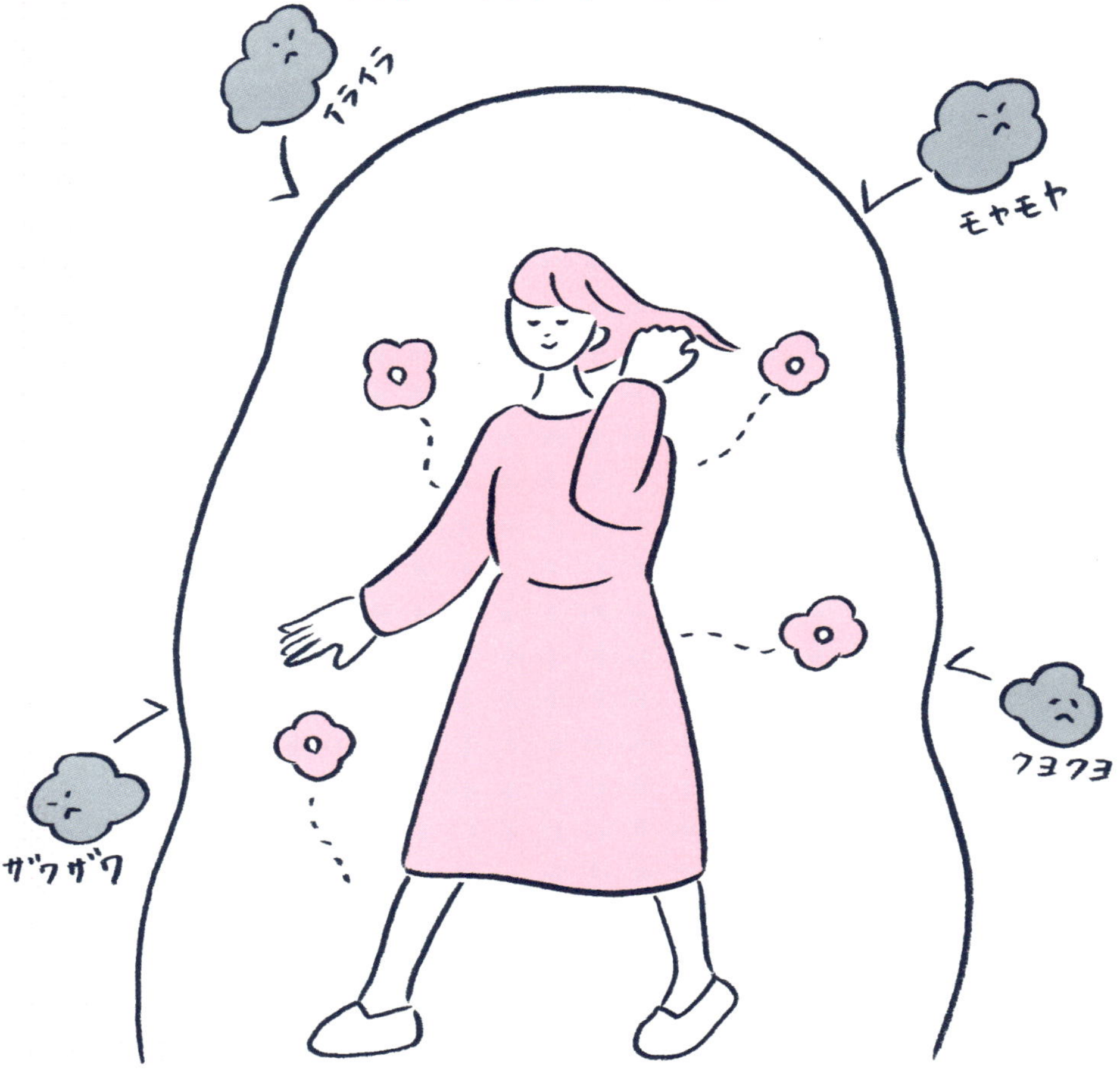

もくじ

CHAPTER 2

お疲れ女子のためのアロマのレシピ

香りで気持ちを切り替える

香りのチカラを味方にする

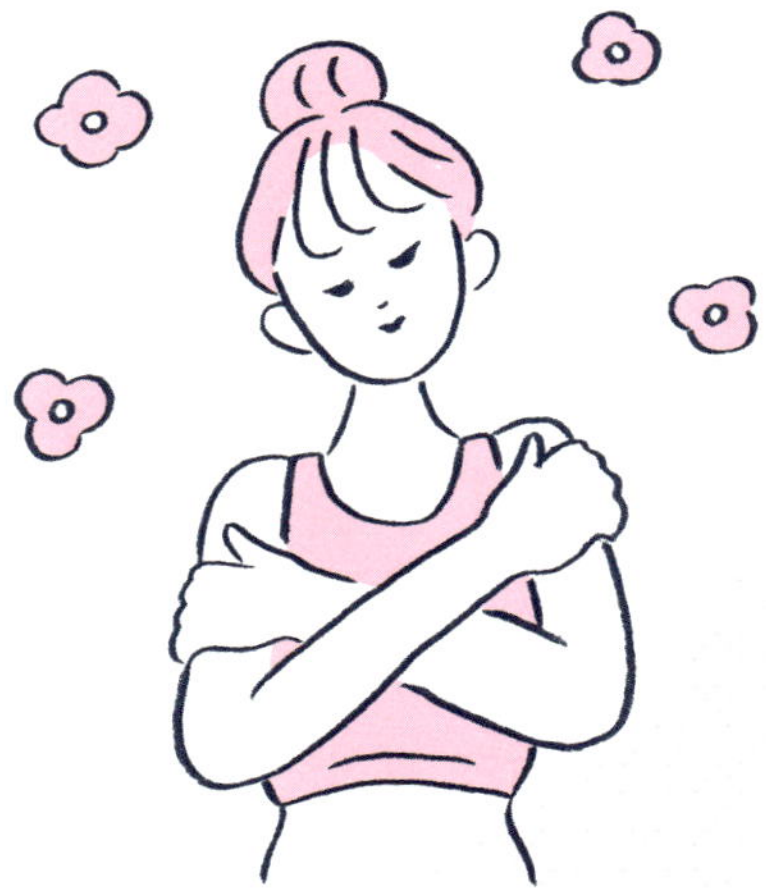

香りで穏やかに過ごす

香りのクラフトを作る

［クラフト］

1 羊のディフューザー……124
2 お花のリードディフューザー……126
3 ウッドビーズとリボンのリース……128
4 アロマタグで香りのスワッグ……130
5 香るポチ袋つきペーパーバッグ……132
6 サシェつき香りのアイピロー……134
7 簡単ディフューザー……136
アロマクラフトQ&A……137

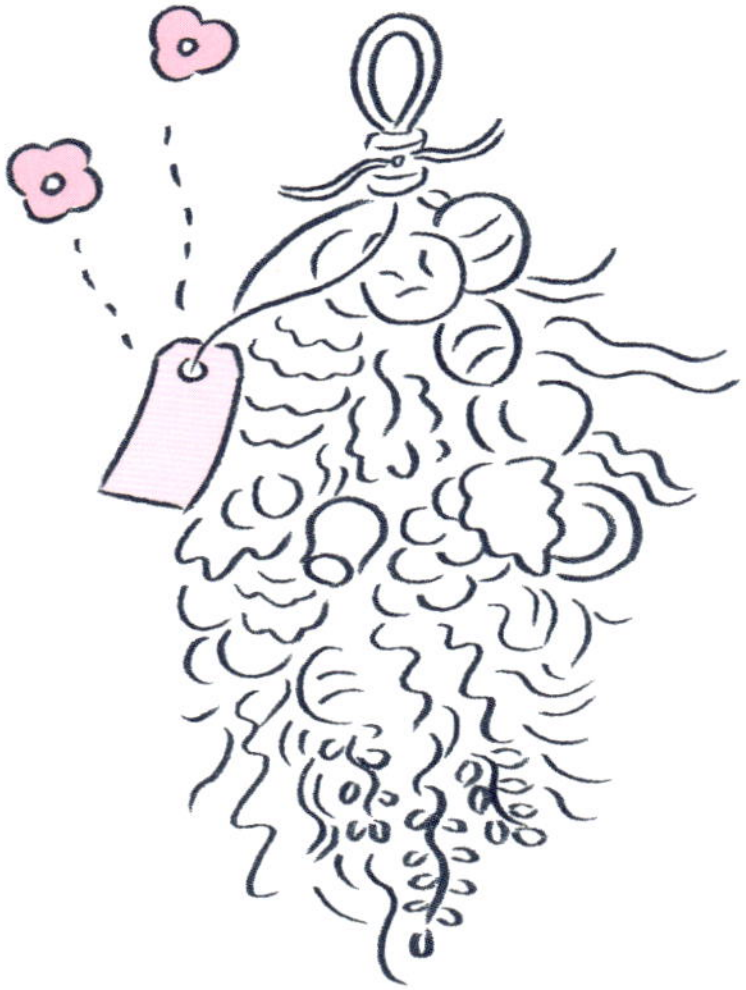

【本書で紹介するアロマテラピーを行うときの注意点】

- アロマテラピーは、治療または薬としての有効性を保証するものではありません。体調が悪い場合は、医師による診察や治療を優先してください。
- 使用に当たっては注意を守り、自己責任において楽しんでください。
- 精油を使用中に体調が悪くなったときは、すぐに使用を中止してください。
- 本書で紹介した方法を実践したことによるトラブルに対し、一切の責任を負いかねますのでご了承ください。

CHAPTER 3

12星座が導くマイアロマでハッピーに！

CHAPTER

1

脳が喜ぶ アロマライフのすすめ

アロマテラピーを取り入れた生活は、
思っているよりもずっと簡単！
いい香りに包まれると脳が喜び、
毎日がもっと楽しくなりますよ。

じつはアロマは、身近なところにあります。

アロマテラピーって、なんだかハードルが高いと思われがちですが、じつは、誰もが無意識のうちに「アロマ体験」をしています。

みかんの皮をむいたときの、甘くてジューシーな香り。ハーブをちぎったときの、すっきりさわやかな香り。公園を歩いているときにふと気づく、花の華やかな香り。

これらの香りを嗅ぐと、とっても幸せな気分になりますよね。

植物の香りを嗅いで、幸せになること。それがアロマテラピーだと思えば、ちょっと身近に思えてきませんか？　本物の植物を何種類も集めるのは大変ですが、香りを抽出した精油があれば、好きなときに、好きな香りを楽しむことができるんです。

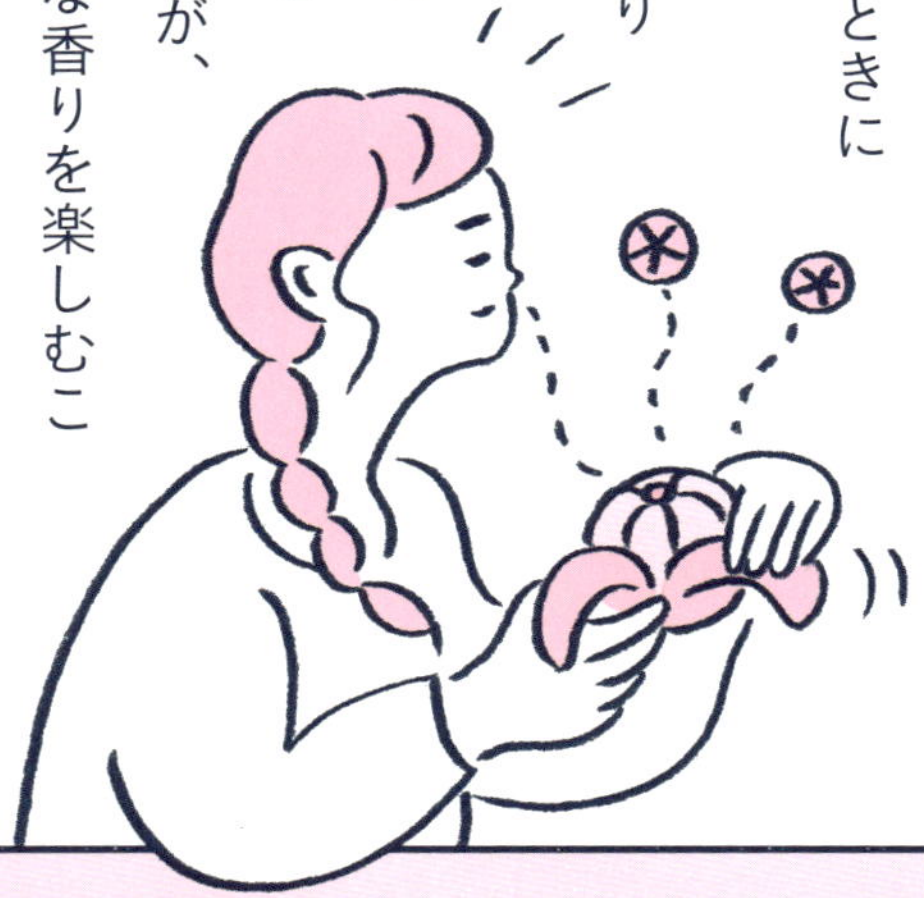

精油の種類

精油はさまざまな植物から抽出されています。
大きく6つに分けることができ、それぞれ香りに特徴があります。

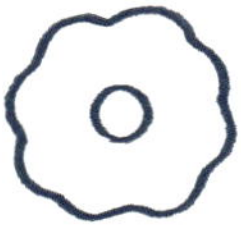

フローラル

花から抽出したもので、華やかで女性らしい香りです。
ジャスミン、ラベンダー、ローズなど。

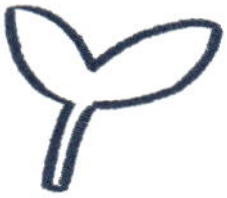

ハーブ

ハーブ（葉）から抽出したもので、すっきりとした香りです。ペパーミント、ローズマリーなど。

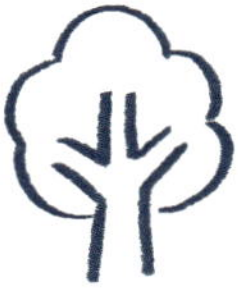

樹木

木の枝葉や幹などから抽出したもので、森を思わせるさわやかな香りです。ジュニパー、サイプレス、ヒノキなど。

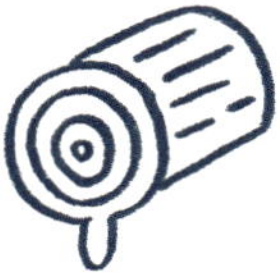

樹脂

木の樹脂から抽出したもので、深みのある独特の香りです。フランキンセンス、ミルラなど。

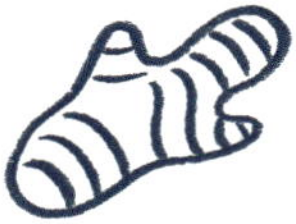

スパイス

香辛料から抽出したもので、ピリッとした香りです。
ジンジャー、ブラックペッパーなど。

かんきつ

かんきつ類の皮から抽出したもので、フルーティな香りです。オレンジ、グレープフルーツ、レモンなど。

いい香りを嗅ぐと何が起こる？

いい香りを嗅ぐと、幸せな気分になるのはなぜでしょう？　それには、人間の五感の一つである嗅覚が大きく関わっています。

香りは鼻を通じて、考える余地なく、脳にダイレクトに届きます。いい香りだけを取り入れて、嫌な香りをシャットアウトすることはできません。また、香りの感じ方は個人差があり、ある人にとっていい香りでも、別の人にとっては嫌な香りだったりします。

なぜかというと、香りを感じるのは、脳の中の本能をつかさどる部分だからです。自分ではコントロールできない本能が、「いい香り」と「嫌な香り」を判断しているのだから、その直感に間違いはありません。

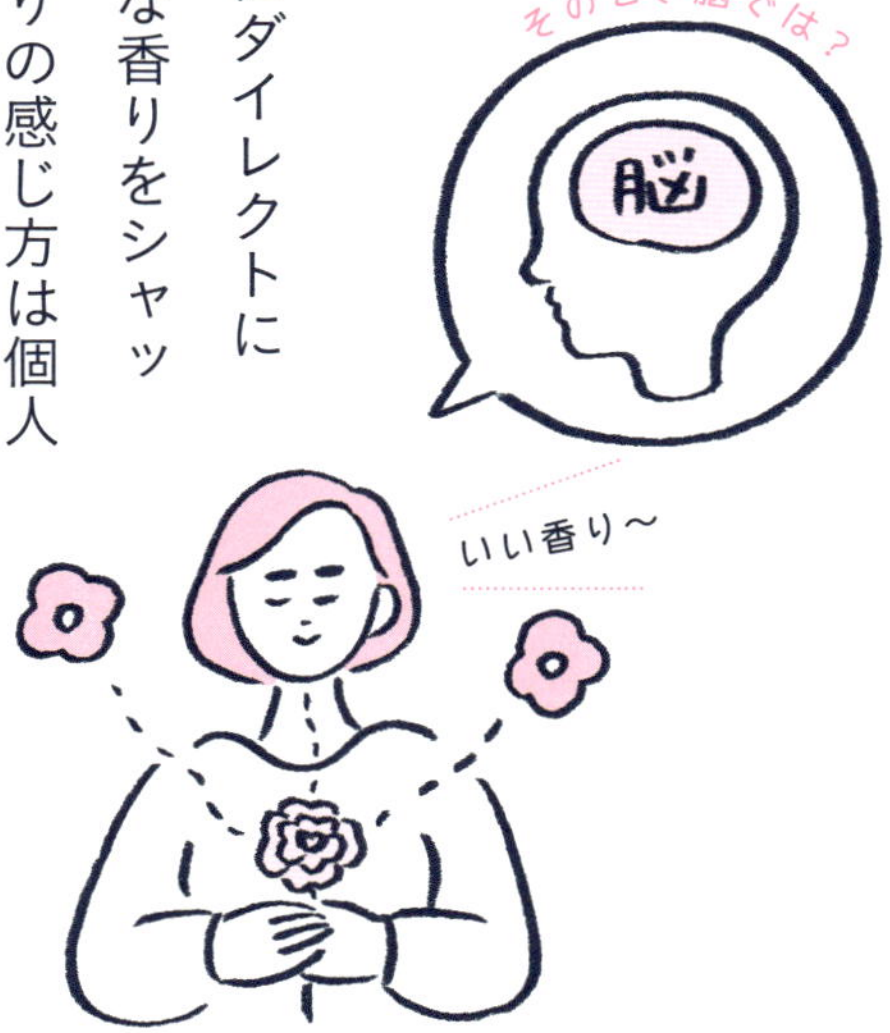

香りのメカニズム

鼻から入ってきた香りは、どのようなルートを通って
脳に届くのかを、順を追って見ていきましょう。

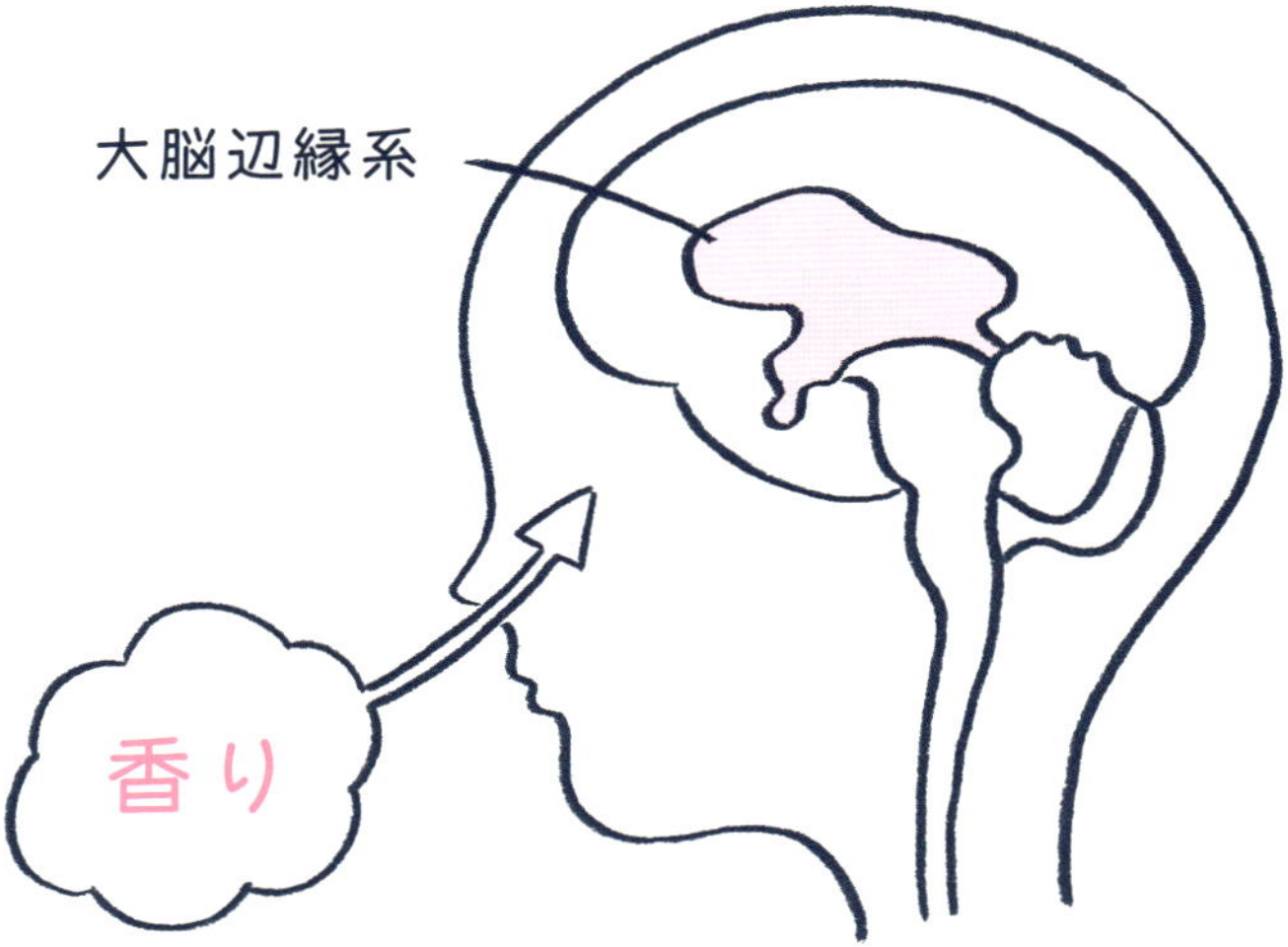

香りが鼻の奥に入ると、香りを感じる細胞に届き、そこから、大脳（大脳辺縁系）に直接伝わる。大脳辺縁系は、本能的な行動や記憶、感情などをつかさどっているため、香りを嗅ぐとホッとしたり、思い出がよみがえったり、晴れやかな気分になったりする。

好きな香りで脳を喜ばせよう。

理性的にふるまうことは、生活していくうえで大切なこと。誰もが本能のままに生きていたら、社会が混乱してしまいます。

しかし、本能を抑えつけ過ぎると、自分の本当の気持ちと行動がかけ離れて、焦りや不安、怒りなどで頭がいっぱいになってしまうことも。そんなときは、好きな香りを嗅いで、脳を喜ばせましょう。

好きな香りを嗅ぐと、たちまちハッピーな気持ちになります。脳がハッピーで満たされれば、案外、小さなことにクヨクヨしていた自分に気づくかもしれません。また、本来の自分を取り戻し、生活を見直すきっかけになることも。

ちょっと行き詰まって、まわりが見えなくなっていると感じたら、まずは好きな香りに包まれて、一息つきましょう。ギューッと引っ張っていたゴムを緩ませるように、心の緊張をふっとほどいて本能を喜ばせることも、ときには必要です。

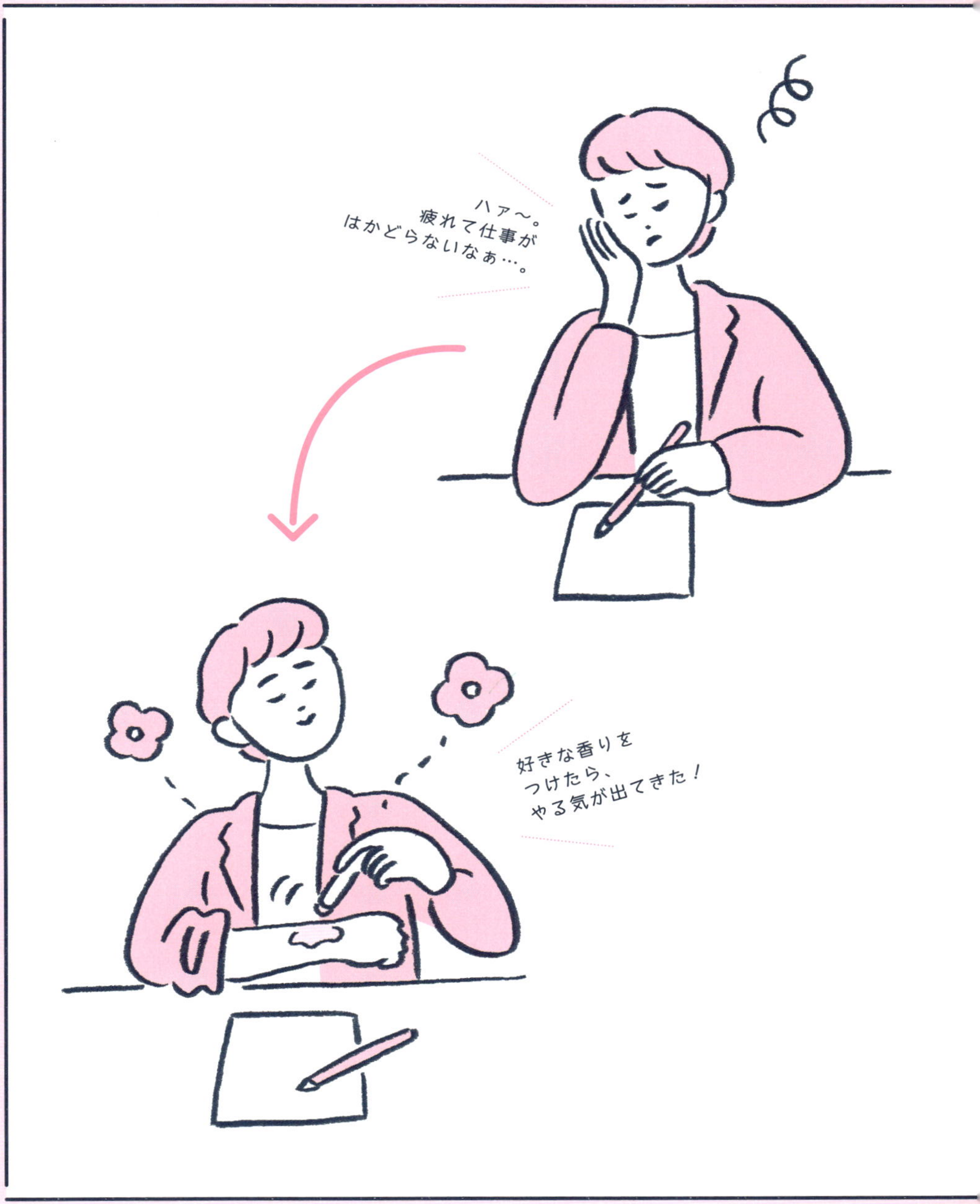
ハァ〜。
疲れて仕事が
はかどらないなぁ…。
好きな香りを
つけたら、
やる気が出てきた！

いつでもどこでもアロマは楽しめます。

アロマテラピーは、専門的な知識がないと使えないイメージがあるかもしれませんが、そんなことはありません。

例えば、精油をティッシュペーパーに垂らして深呼吸する。マスクの端にちょっとつける。洗濯機のすすぎのときに入れる。驚かれるかもしれませんが、こんな簡単な方法でも、アロマテラピーになるんです。

仕事や家事をしているとき、セルフケアしたいとき、ぐっすり眠りたいときなど、生活のあらゆるシーンで役立つアロマテラピーを、具体的に紹介しているので、精油を詳しく知らなくても大丈夫。取り入れられそうなものから、ぜひ試してみてください。

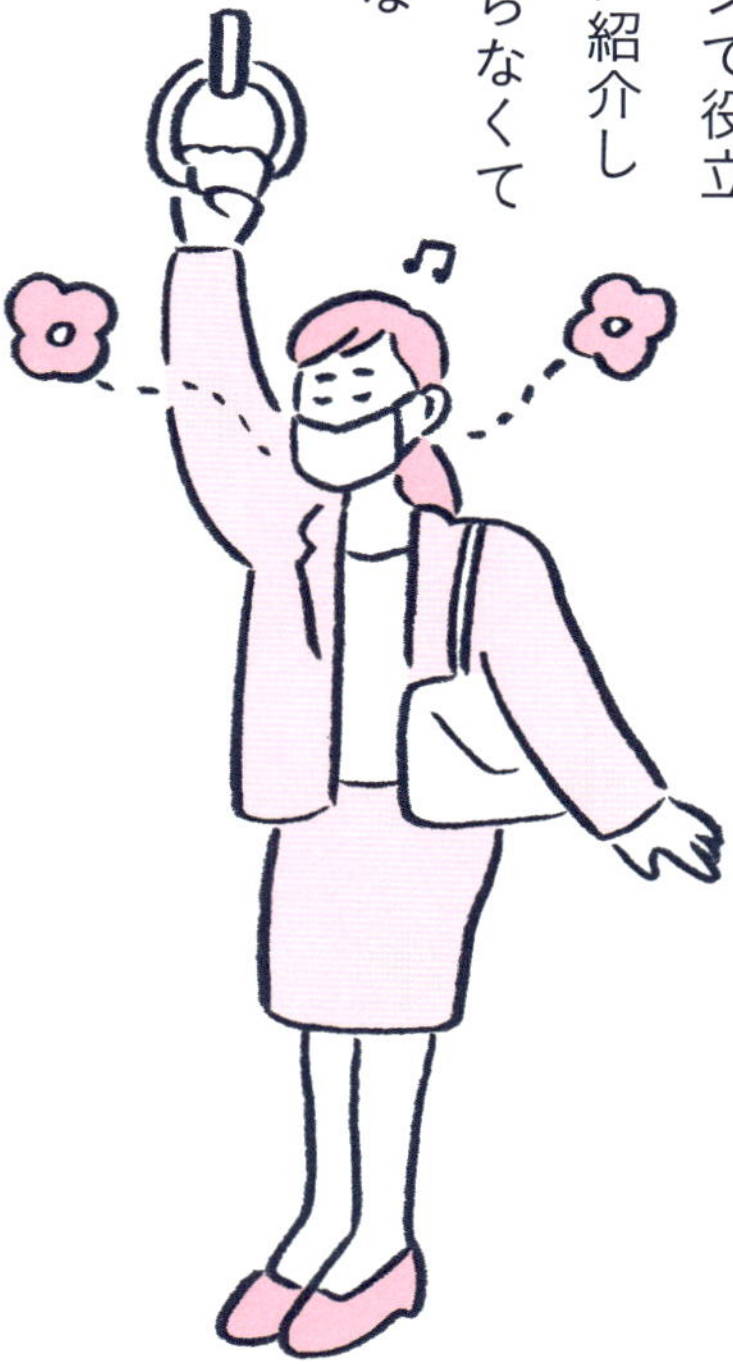

香りを楽しむ方法

部屋を香らせて香りを楽しむ方法（芳香浴）は、1つではありません。
使うシーンに合わせて選びましょう。

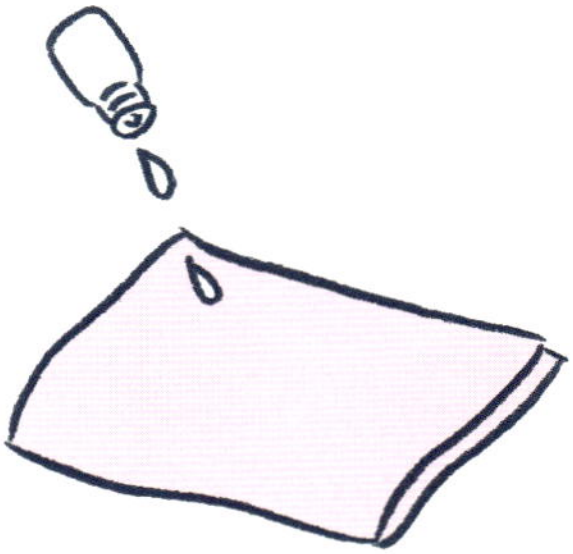

ティッシュペーパーやコットンに
精油を垂らす。

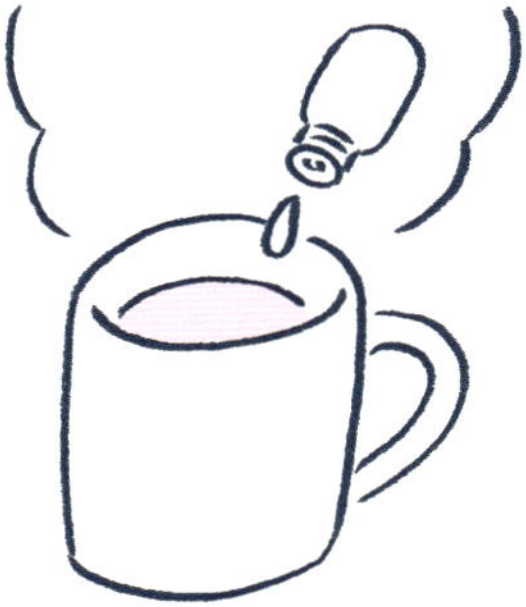

マグカップやボールに入れたお湯に
精油を垂らす。

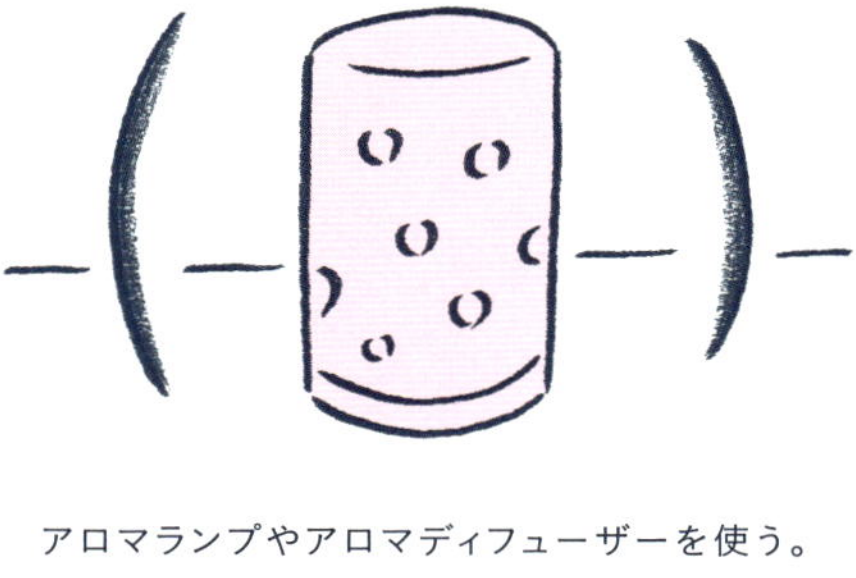

アロマランプやアロマディフューザーを使う。

この本で自分にぴったりのアロマテラピーを楽しもう！

はじめてのアロマテラピー

アロマテラピーをはじめるとなると、さまざまな疑問が湧いてくるもの。
ここでは精油の選び方や道具、基材、レシピなど、
基本的なことをご紹介します。

【精油の選び方のポイント】

1 アロマテラピーショップで購入する。

まずは、アロマテラピーの専門店に行きましょう。100%植物から抽出された精油が豊富にそろっています。専門的な知識を持った販売員もいるので、相談にのってくれるはずです。

2 好きな精油を選ぶ。

香りの感じ方には個人差があるので、実際に嗅いでみて、心地いいと感じるものを選んで。フローラル系、かんきつ系など、好きな香りの系統を決めると、選びやすくなります。

3 妊産婦、高齢者、既往症のある方が使う場合は慎重に選ぶ。

体の状態によっては、通常では起きない反応が出ることがあります。購入する際は、使用して問題がない精油かどうかを専門書などで確認し、不明な点は販売員に相談しましょう。3歳以下のお子さまの使用にも注意して下さい。

【基材について】

精油は肌に直接つけることができないので、希釈する必要があります。このときに使う材料を「基材」と呼びます。ベースオイル、無水エタノール、重曹などがあり、これらはアロマテラピーショップや薬局で購入できます。詳しくはP.24～27を参考にしてください。

【道具について】

アロマオイルやアロマスプレーを作るときは、ビーカー、かくはん棒（ガラス棒、まめさじなど）などの道具や、スプレー容器、遮光瓶などが必要です。安全面を考えると、専用のものを用意するのがおすすめ。アロマテラピーショップやネット通販で購入できます。

RECIPE 1 アロマオイル（トリートメントオイル）

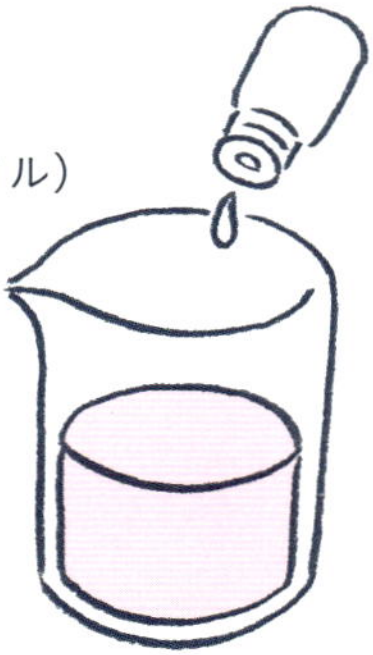

ボディやフェイシャルのトリートメントやマッサージに使うオイル。精油は原液では刺激が強いので、ベースオイル（植物油）で希釈して作ります。濃度はボディなら1％以下が基本（フェイシャルは0.5％以下）。敏感肌の人は濃度を薄めに作って。

材料（10ml分）

精油 …… 2滴
ベースオイル（植物油）…… 10ml

作り方

ビーカーにベースオイルを入れ、精油を垂らしてかくはん棒で混ぜる。

MEMO

- ビーカーがなければ、小さめのガラスボールにベースオイルを小さじ2杯入れ、そこに精油を加えて混ぜる。
- 余ったアロマオイル（トリートメントオイル）は遮光瓶に入れ、高温多湿を避けて保存。作った日付をラベルに書いて貼り、3週間以内に使う。

【ベースオイルについて】

植物からとられた油で、ビタミンやミネラルなどを含む。肌への浸透がよく、精油の成分を表皮から真皮、血液を介して全身へ運ぶ。その働きからキャリアオイルとも呼ばれる。アロマテラピーショップで購入できる。

代表的なベースオイル

- **スイートアーモンドオイル** …… 伸びがよく、乾燥を防ぐ。皮膚を柔らかくする効果も。
- **グレープシードオイル** …… さっぱりとした使い心地で、夏場のケアにおすすめ。
- **ホホバオイル** …… 皮脂に近い成分で、どんな肌質にも合い、肌の表面を守る。

RECIPE 2 ロールオンアロマ

アロマオイル（右記）を同様の手順で作り、ロールオンボトルに入れます。携帯できるので、手首や首筋などにさっと香りをつけることができます。

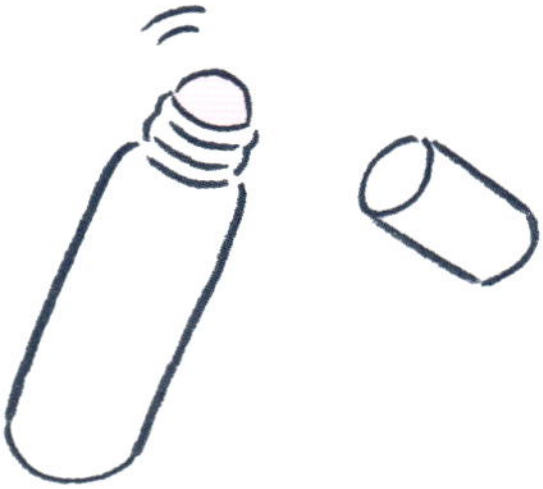

RECIPE 3 アロマスプレー

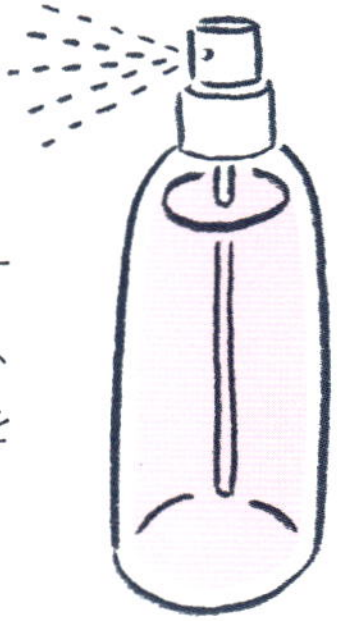

ファブリックスプレーや虫よけスプレー、ピロースプレーなど、本書で紹介したアロマスプレーは、すべて同様に作れます。使う目的に合った精油を選んで作りましょう。

材料（50ml分）

- 精油 …… 10滴
- 無水エタノール …… 5ml
- 精製水 …… 45ml

作り方

スプレー容器に無水エタノールを入れ、精油を垂らしてふり混ぜる。さらに精製水を加え、ふたをしてふり混ぜる。

MEMO

- 水と混ぜたときに白濁しても、使用上問題はない。
- スプレーは作った日付をラベルに書いて貼り、1〜2週間以内に使う。
- 使う前によく振ってから使用する。

【無水エタノールについて】

純度99.5%以上のアルコール。精油は水には溶けないが、エタノールには溶けるので、水と混ぜる前に溶かしてから使う。容器などの洗浄にも使える。薬局で購入できる。

【精製水】

不純物がない純度の高い水。薬局で購入できる。

RECIPE 4 アロマ重曹

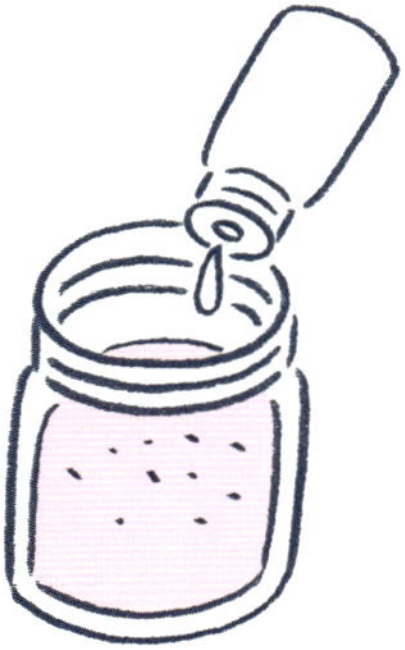

カーペットやお風呂の掃除、キッチンやごみ箱の消臭など、さまざまな使い方ができ、家事が快適になります。入浴剤として使うこともできるので、湯船に大さじ1入れてみて。

材料（約50g分）

- 精油 …… 10滴
- 重曹 …… 50g

作り方

容器に重曹を入れて精油を垂らし、かくはん棒で混ぜる。

MEMO

- ふたに穴が開いたスパイスボトルなどに入れると、さっと振って使える。
- 1カ月を目安に使いきる。

【重曹について】

洗浄効果、脱臭効果などがあり、粒子が細かいことからクレンザーとしても使える。重曹を溶かしたお風呂は、皮膚をなめらかにする働きがある。薬局やスーパーで購入できる。

精油を安全に使うための注意

- 肌に直接つけず、必ず希釈して使用する。
- 精油を飲まない。目に入れない。
- 気分が悪くなったり、肌にトラブルが生じたりしたら、すぐに使用を中止する。
- 乳幼児、妊産婦、高齢者、既往症のある方の利用は、精油の種類や使用量に注意する。

RECIPE 5 重曹アロマペースト

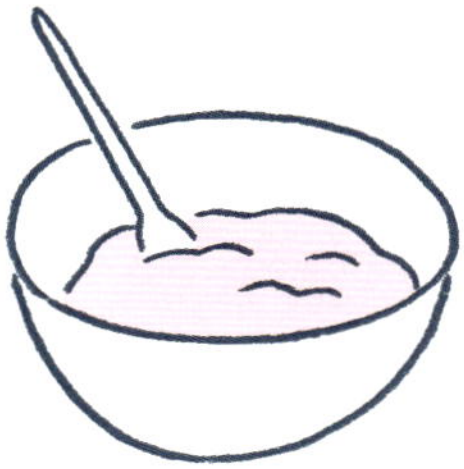

蛇口まわりなどの細かい部分を磨くときに活躍する手作りクレンザー。洗浄と磨きを兼ね備え、さらに精油の香りでさわやかに掃除ができます。歯ブラシやスポンジに適量をつけて使って。

材料（約100g分）

- 精油 …… 10滴
- 石けん素地 …… 30g
- 熱湯 …… 50ml
- 重曹 …… 25g

作り方

ボールに石けん素地と熱湯を入れ、へらで混ぜながら溶かす。粗熱が取れたら重曹を加えて混ぜ、精油を垂らして混ぜ合わせる。

MEMO

・余ったらふたつきの容器に入れ、1～2週間を目安に使いきる。

【石けん素地について】

石けんを作るときのベース素材。アロマテラピーショップで購入できる。

- 古くなって劣化した精油は使わない。
- 子どもやペットの手の届かないところに保管する。
- 使用後はすぐにふたを閉め、高温多湿、直射日光を避けた冷暗所に保管する。
- かんきつ系の精油は使用法に注意する。

かんきつ系（グレープフルーツ、ベルガモット、マンダリン、レモンなど）の精油には光毒性※があるため、直射日光（紫外線）に当たらないようにする。

※光毒性は、紫外線に当たることで、シミや炎症などの皮膚トラブルが起こること。

CHAPTER

2

お疲れ女子のためのアロマのレシピ

いつも頑張っていると、
どこかでフッと息を抜きたくなるもの。
そんなときに役立つ、
さまざまなアロマの使い方を
ご紹介します！

香りで気持ちを切り替える

あなたが気持ちを切り替えたいのは、どんなときでしょうか。
やる気を出して頑張りたいとき？
それとも、ストレスから解放されてすっきりしたいとき？
切り替えがなかなかうまくいかないときは、
香りをスイッチに使いましょう。
アロマを使った呼吸や入浴などでモードチェンジすれば、
いつでも軽やかに過ごせますよ。

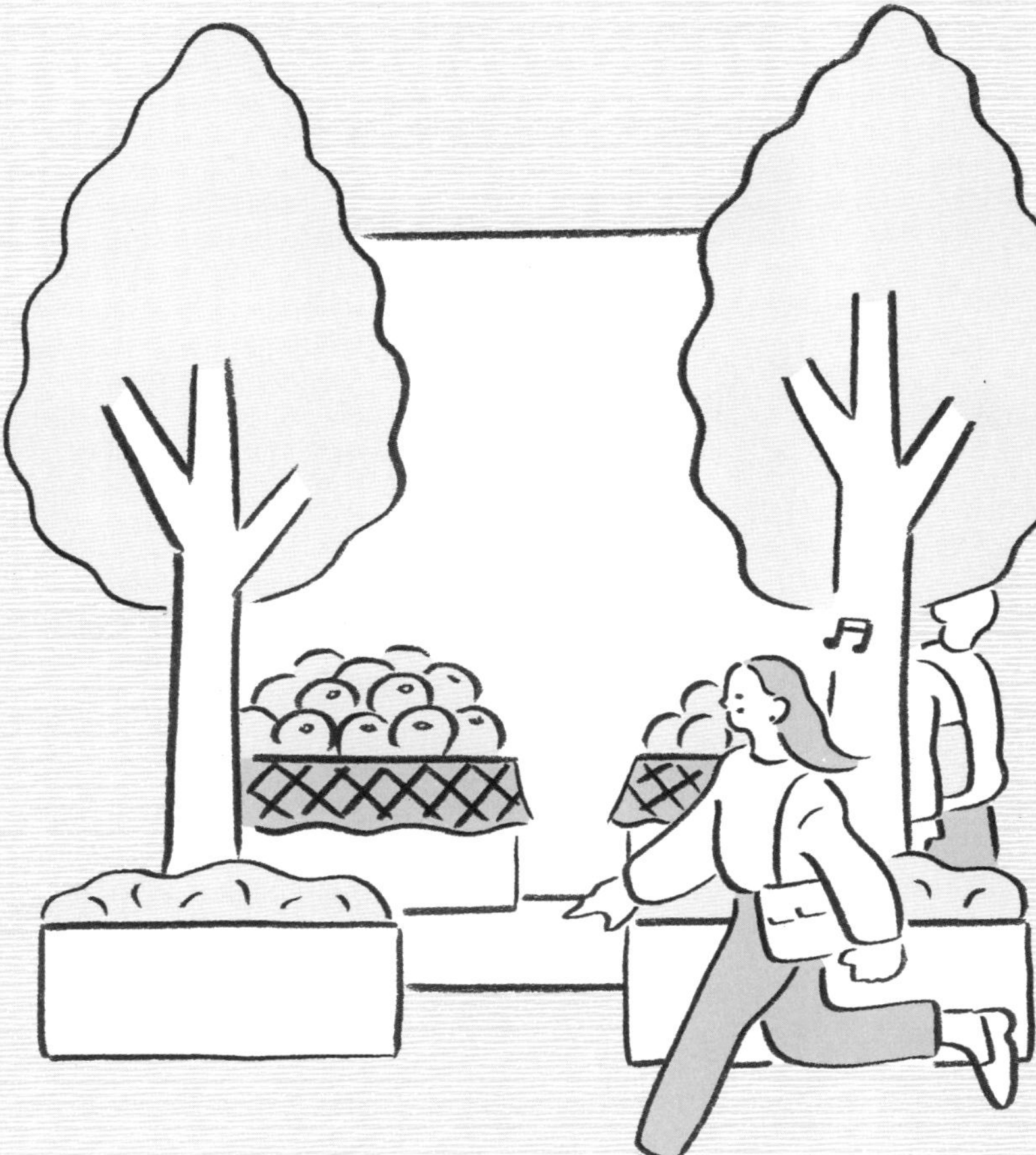

1 シャキッと目覚めてハッピーな一日に！

朝のスイッチオン呼吸

寝ぼけた頭を目覚めさせて、やる気を出したい。そんなときは、短いテンポで行う鼻呼吸で、交感神経をグッと高めましょう。ティッシュにすっきり系の精油を垂らして香りを嗅ぎながら行うと、頭の中がクリアになり、朝からシャキッとするはず。ティッシュは枕元に置くか、鼻の近くに持ってきて香りを嗅ぐと効果的。ふたつきのアロマストーンを使うのもおすすめです。

STEP 1 香りを嗅いであお向けになる。

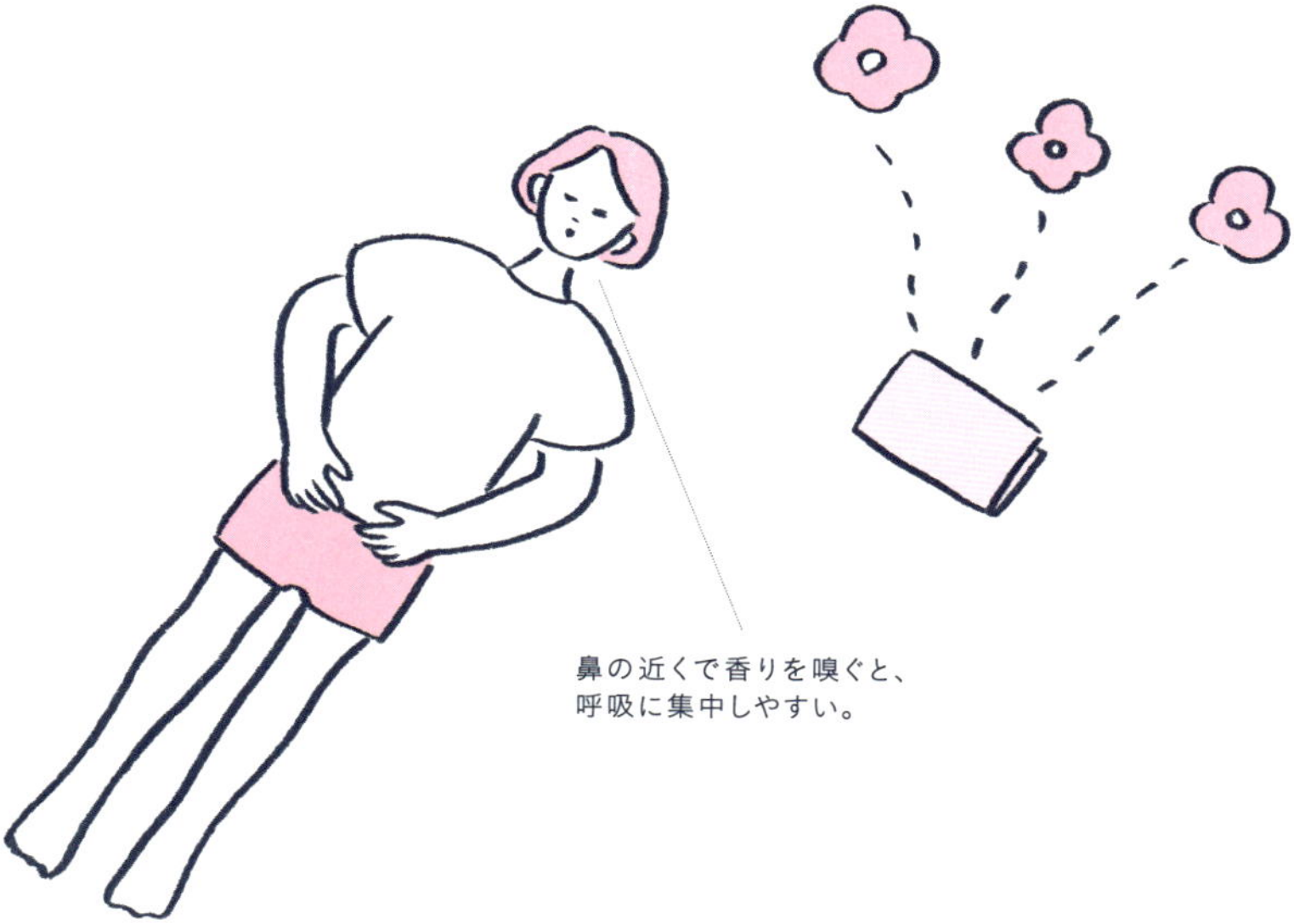
鼻の近くで香りを嗅ぐと、
呼吸に集中しやすい。

ティッシュペーパーに好みの精油を1滴垂らして香りを嗅ぎながら、
両手をお腹にのせてあお向けになる。

（おすすめの精油）

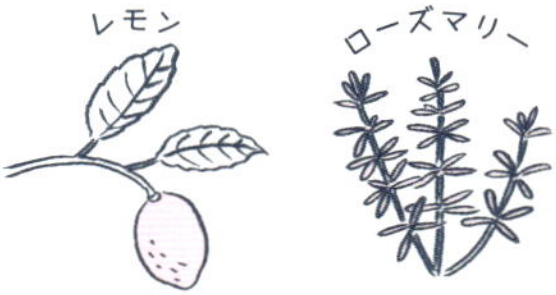

レモンは脳の働きをクリアにし、ローズマリーは心を元気づけてやる気を起こします。

STEP 2 短いテンポで鼻呼吸をする。

鼻呼吸に慣れるまでは
ゆっくりでOK。

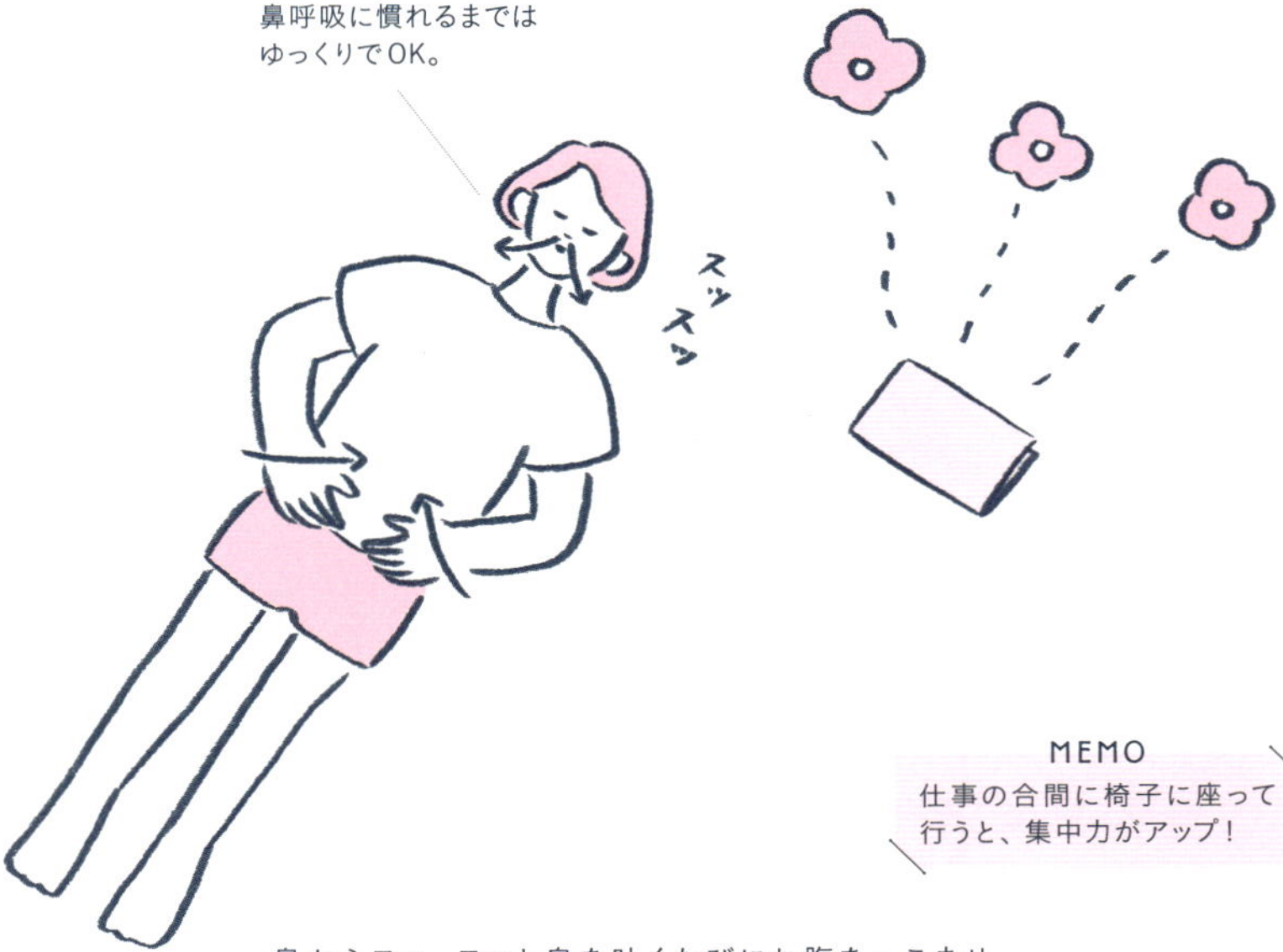

MEMO
仕事の合間に椅子に座って
行うと、集中力がアップ！

鼻からスッ、スッと息を吐くたびにお腹をへこませ、
息を吸うときにへこませたお腹が戻るのを感じる。
これをリズミカルに10回ほど行い、最後の一息はスーッと長く吐く。

2 マイナス思考でいっぱいの脳内を丸洗い

モヤモヤクレンジング呼吸

心配事や不安が積もり積もって、なんだかモヤモヤするとき、頭の中はマイナス思考でいっぱいになっています。そんな状態を何とかしたいときは、クレンジング呼吸を行いましょう。まずは香りを部屋に漂わせ、両手を思いきり上げて息を大きく吸い込んで。呼吸とともに嫌なものをフーッと吐き出せば、モヤモヤがきれいさっぱり洗い流されて、脳内がクリアになります。

STEP 1 香りを嗅ぎながら両手を上げる。

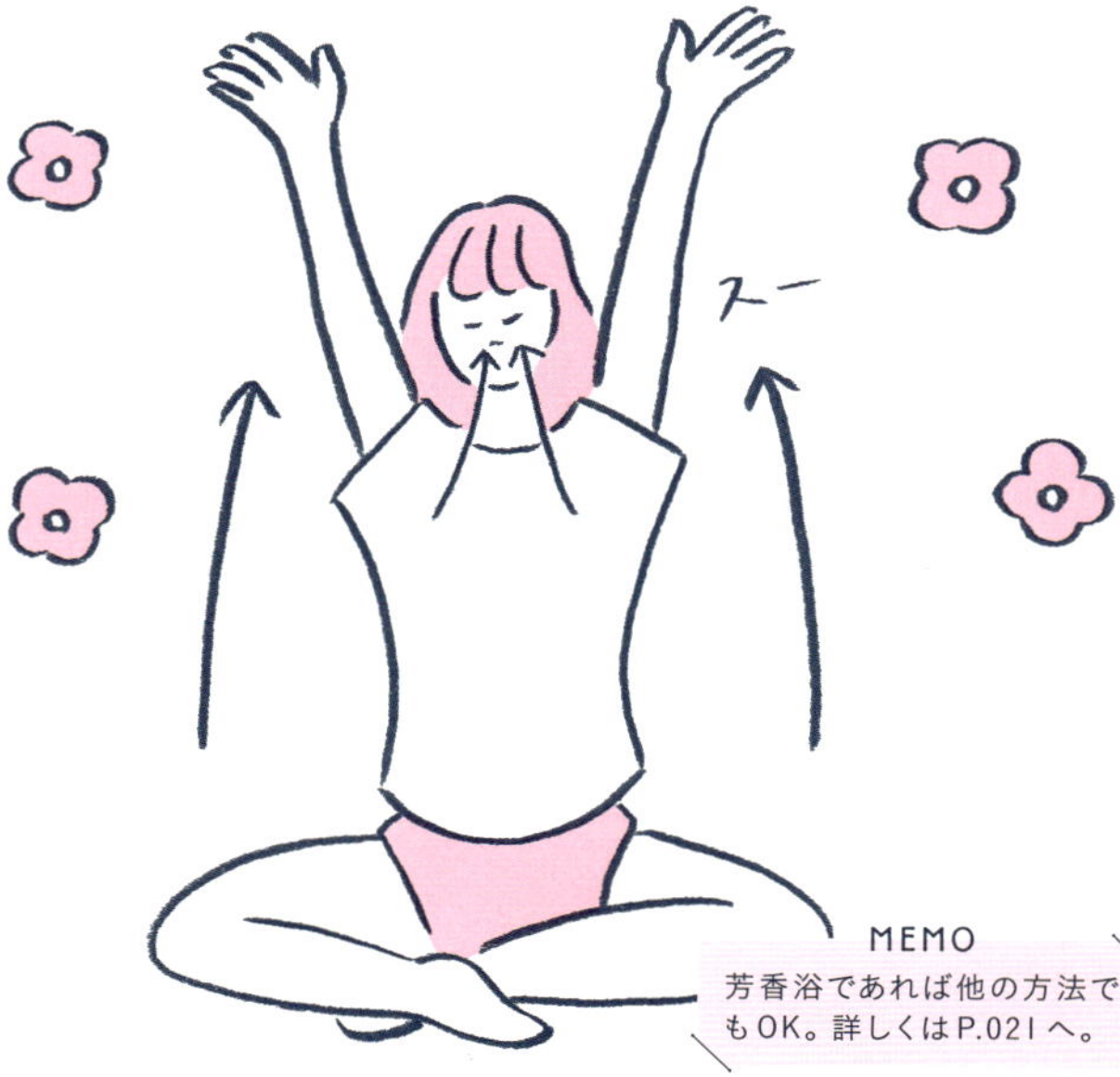

MEMO
芳香浴であれば他の方法でもOK。詳しくはP.021へ。

アロマディフューザーなどで部屋を香らせる。
両手を上げながら、鼻から息を吸う。

（おすすめの精油）

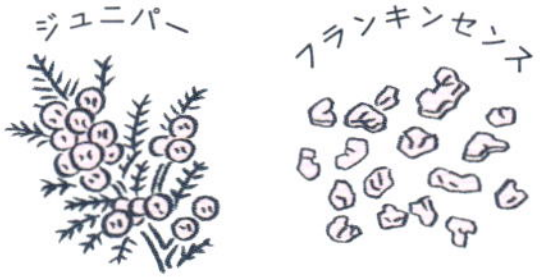
ジュニパー
フランキンセンス

ジュニパーは精神をリフレッシュさせ、フランキンセンスは平常心を取り戻します。

STEP 2 両手を下げて息を吐く。

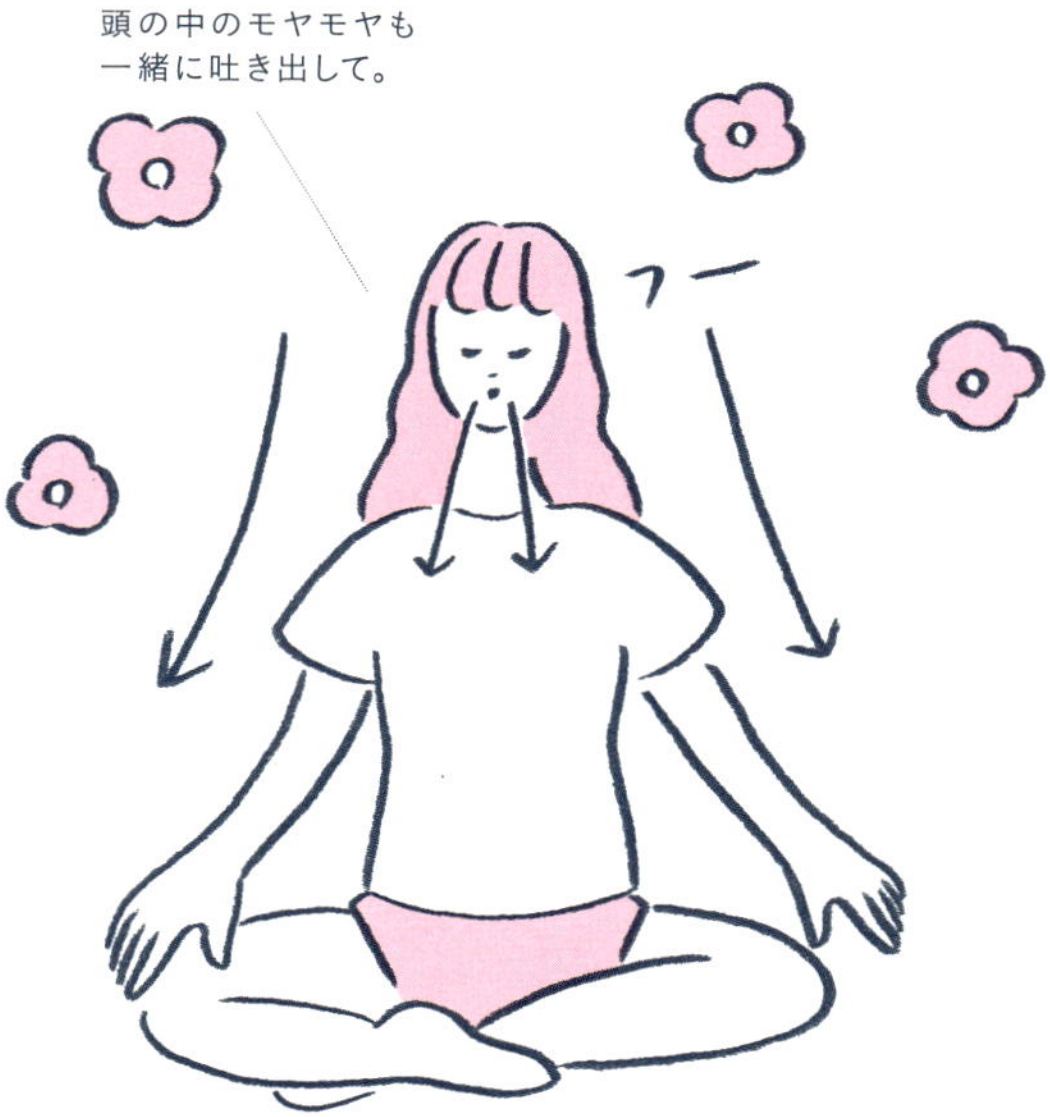
頭の中のモヤモヤも
一緒に吐き出して。
フー

両手をストンと下げながら、口からフーッと息を吐く。
これを1〜5回、胸が開いて体が伸びるのを感じられるまで行う。

3 怒りにさよなら。冷静な自分を取り戻す

イライラクールダウン呼吸

理不尽なことを言われたり、無理難題を押しつけられたりしたとき、怒りっぽくなってしまう人もいるのでは？ イライラした感情をグッと抑えなければいけない状況で役立つのが、クールダウン呼吸です。息を吸って香りを嗅ぎ、口を開けてから閉めて空気の音がスーッと鳴るのを感じながら、ゆっくりと息を吐きます。これを何度か続けると、心が落ち着いてくるはずです。

STEP 1 ハーッと口を開けて息を吐く。

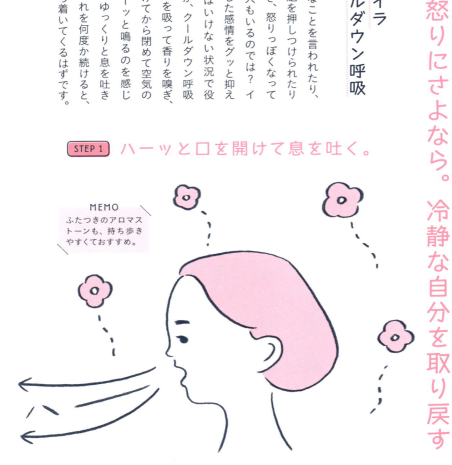

MEMO
ふたつきのアロマストーンも、持ち歩きやすくておすすめ。

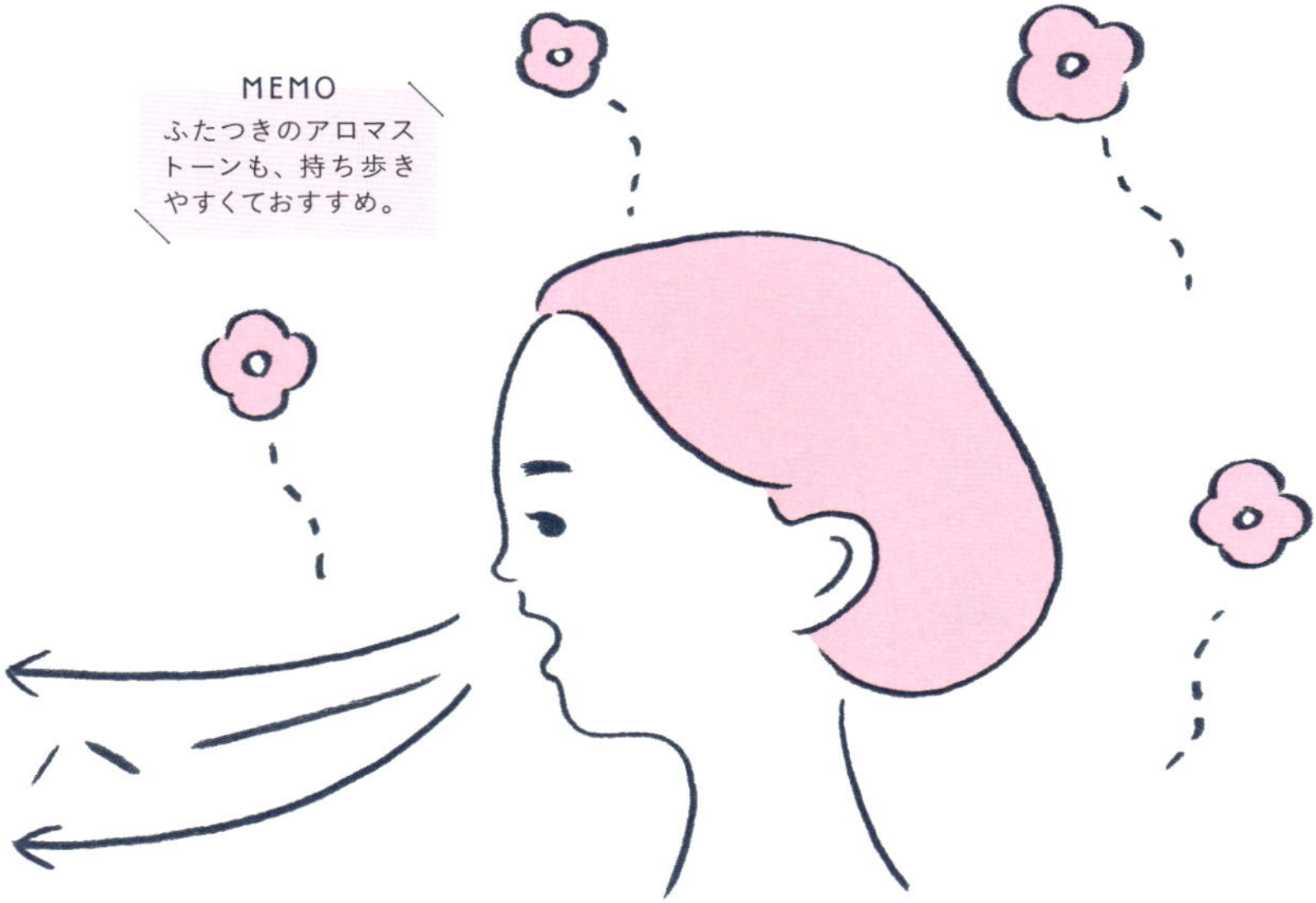

ティッシュペーパーに好みの精油を1滴垂らして香りを嗅ぐ。
口を開けてハーッと息を吐く。

(おすすめの精油)

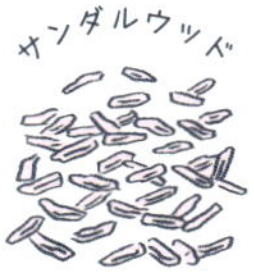

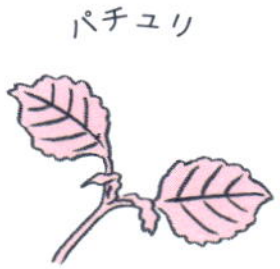

サンダルウッドは緊張や不安をやわらげ、パチュリは現実にしっかり足をつかせます。

STEP 2 口を閉じて息を吐き続ける。

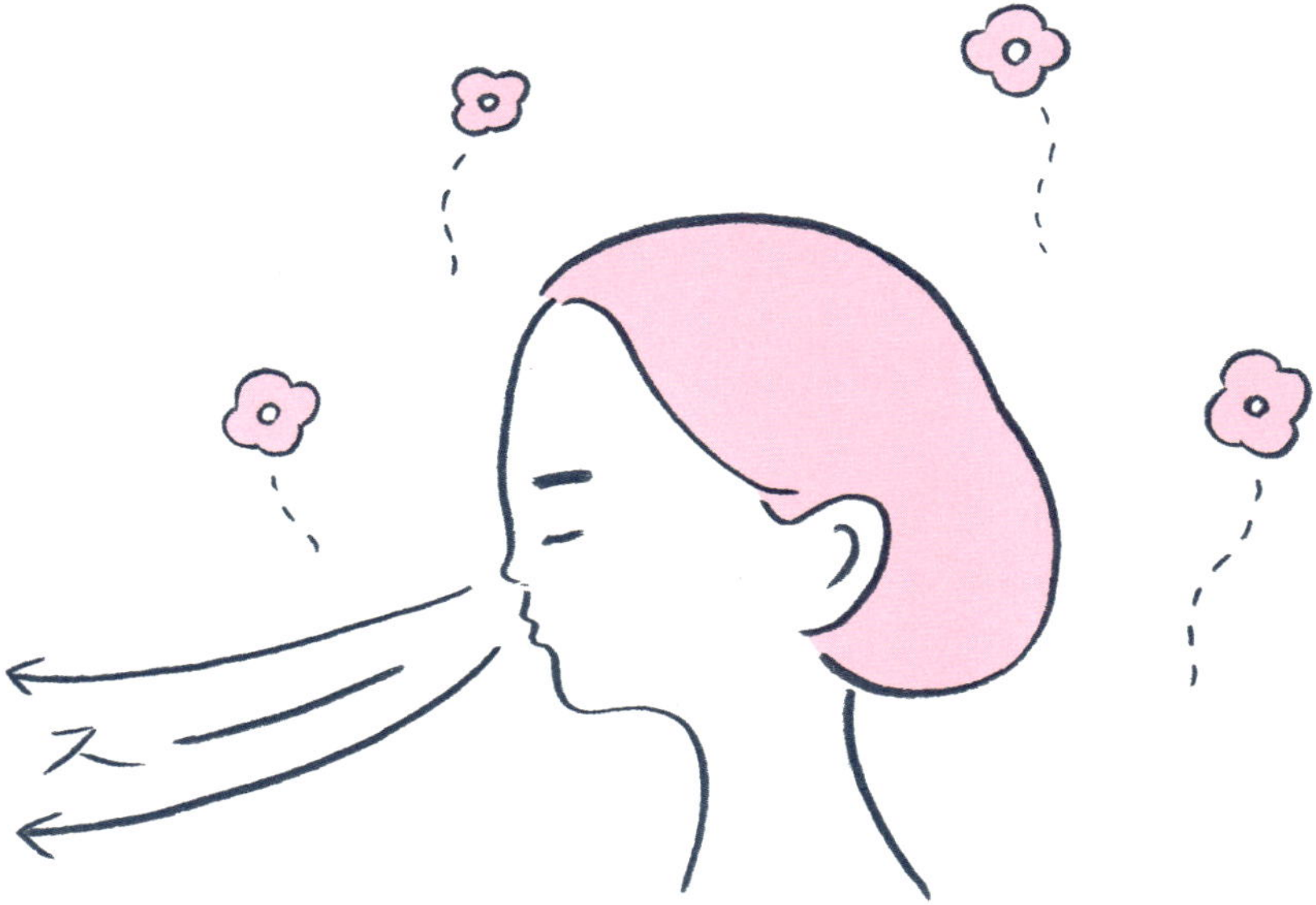

開いた口を閉じ、そのまま息を口から長く吐き続け、
くぐもったスーッという呼吸の音を感じる。イライラしたときに何度か行う。

4 ストレスでガチガチになった体を緩める

お風呂でぷかぷか呼吸

初めての人と会ったり、人前でスピーチをしたりするなど、慣れないことをすると緊張します。人によっては知らず知らず体にギュッと力が入り、なかなか抜けないことも。そんな体のこわばりは、お風呂で緩めましょう。アロマバスソルトを入れた湯船につかり、体の浮き沈みだけを感じながらゆったりと呼吸をすると、だんだん体の力が抜けてリラックスしていきます。

STEP 1 息を吸って体を浮かせる。

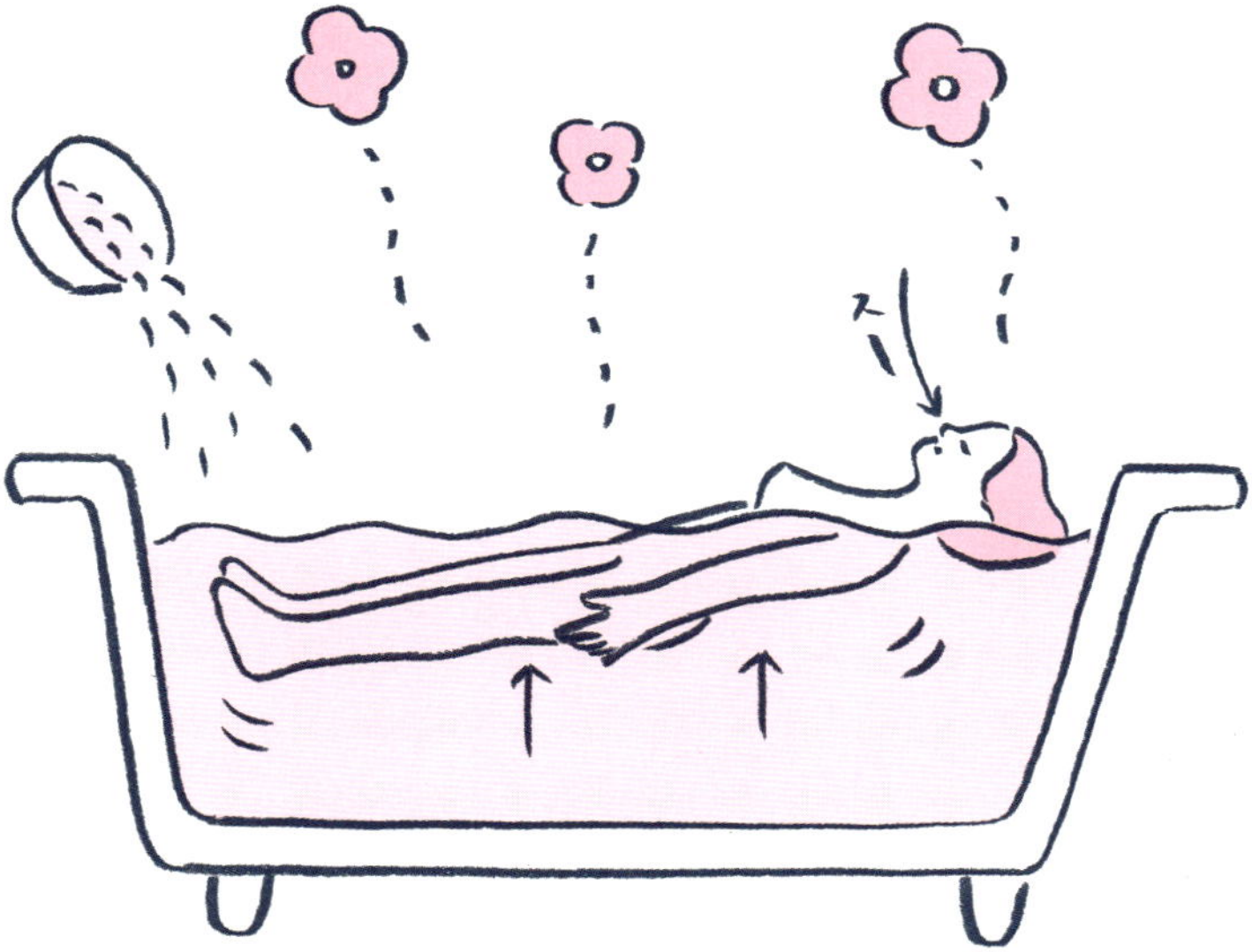

〈アロマバスソルトの作り方⇒P.051〉

お風呂にアロマバスソルトを入れ、香りを嗅ぎながら湯船につかる。
鼻から息をゆっくりと吸いながら、体をふわーっと浮かせる。

（おすすめの精油）

ヒノキ

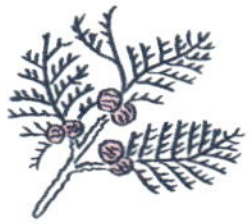

マジョラム

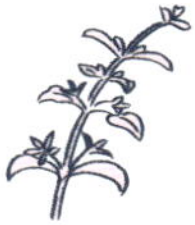

ヒノキは懐かしい香りで安心感を与え、マジョラムは精神をリラックスさせます。

STEP 2 息を吐いて体を沈める。

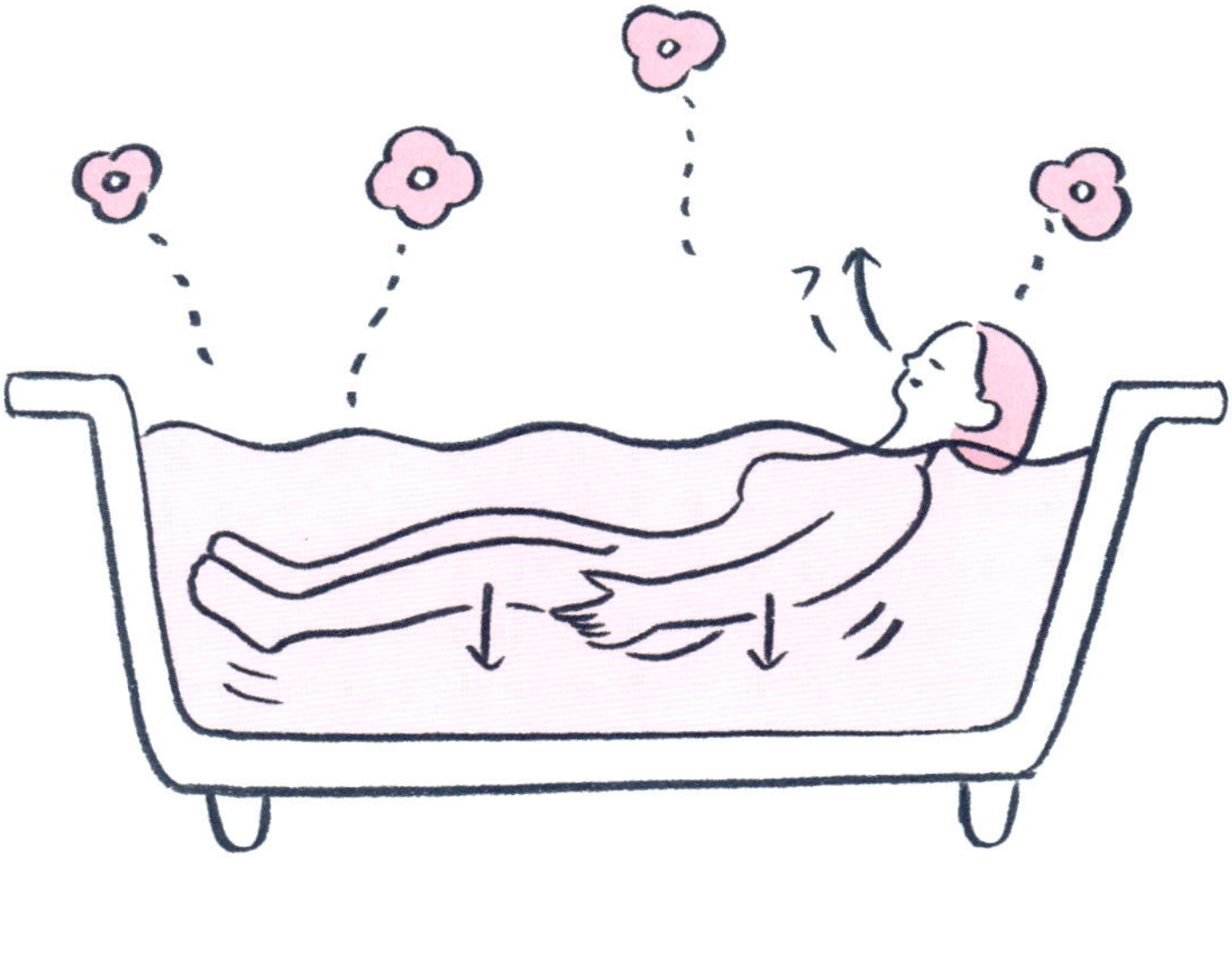

口から息をゆっくりと吐きながら、湯船に体をスーッと沈める。
これを3回ほど行う。

5 大らかに生きるための寝る前ルーティン

地球を感じるリラックス呼吸

今日一日、いろいろなことがあったかもしれませんが、次の日に余計な感情や疲れを残さないように、体をリラックスさせる呼吸を行いましょう。穏やかな香りで部屋を満たしたら、横になってゆっくりと腹式呼吸をします。目をつぶって地球に抱かれているようなイメージを持ち、香りを頼りにしながら呼吸に集中すると、安心感に包まれながら眠りにつくことができます。

STEP 1 息を吸ってお腹を膨らませる。

MEMO
芳香浴であれば他の方法でもOK。詳しくはP.021へ。

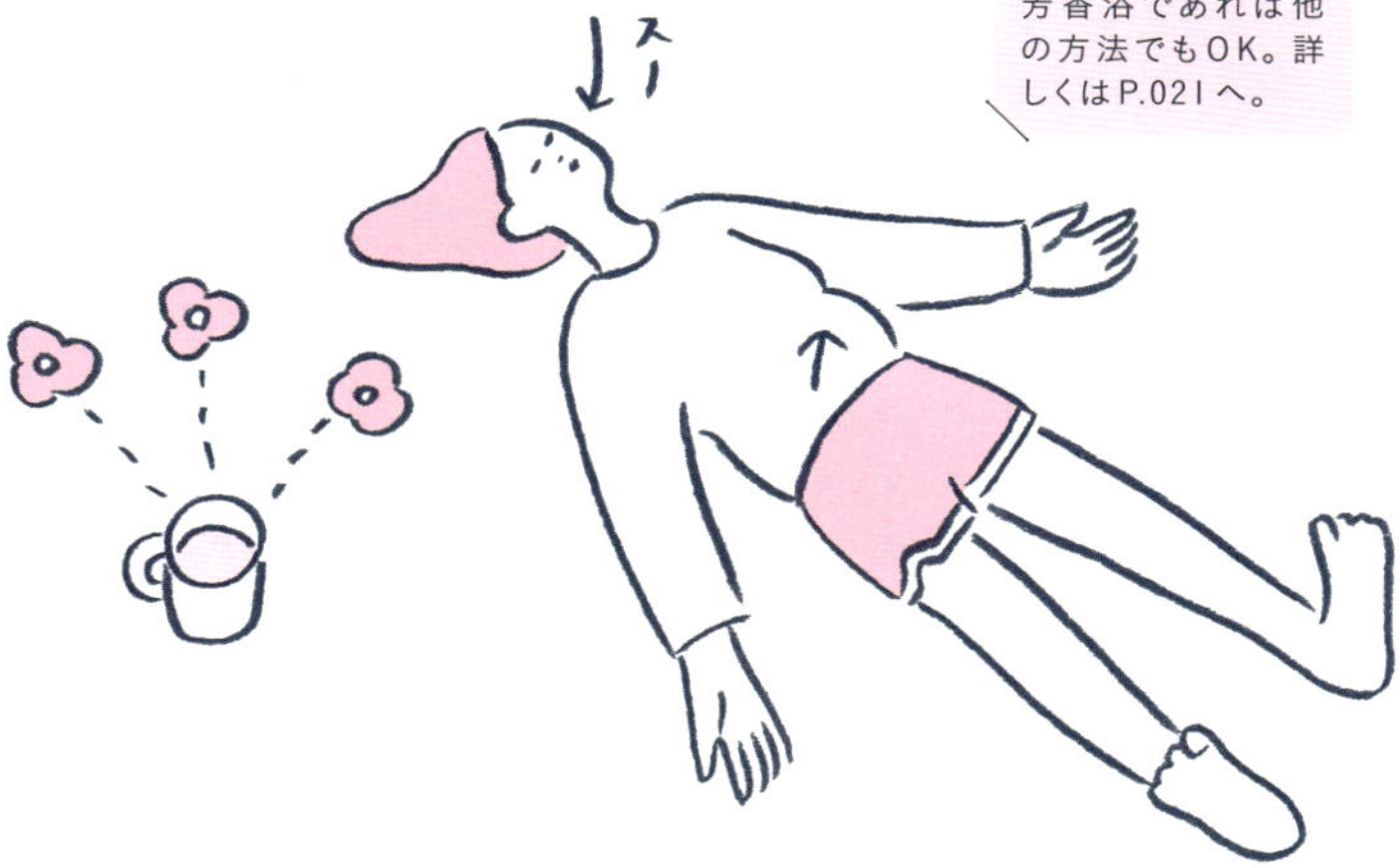

マグカップに熱湯を入れて好みの精油を1滴垂らし、部屋を香らせる。
両手を広げてあお向けになり、
鼻から息をゆっくりと吸ってお腹を膨らませる。

（おすすめの精油）

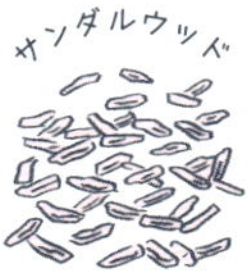

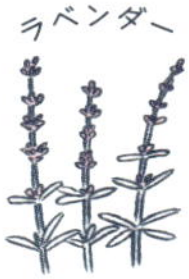

サンダルウッドは余計な妄想を取り払い、ラベンダーは疲労した体を回復させます。

STEP 2 息を吐いてお腹をへこませる。

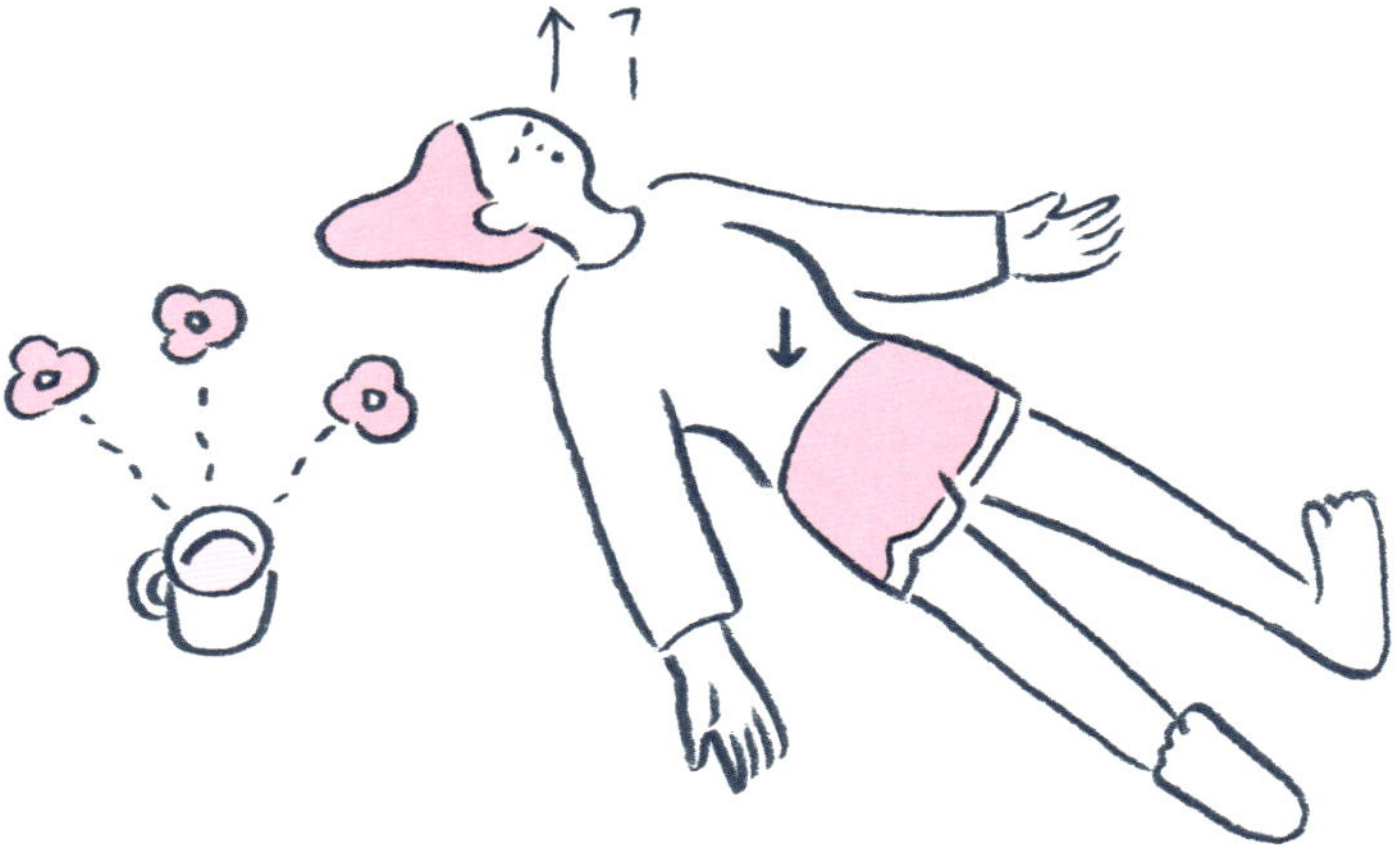

口から息をゆっくりと吐きながらお腹をへこませる。
これを5～10回行い、眠たくなったらそのまま寝る。

1 香りをきっかけに仕事モードからチェンジ

アロマでデスクを拭く

仕事を引きずったままだと、家に帰ってもリラックスできません。気持ちをなかなか切り替えられない人は、香りをスイッチとして使いましょう。精油を垂らした布巾でデスクまわりを拭くと、香りがそのまま脳に伝わり、仕事モードからおうちモードへスッと移行できます。逆に、仕事前にアロマでデスクを拭くと、おうちモードから仕事モードへ切り替えることができます。

香りをつけた布巾でデスクを拭く。

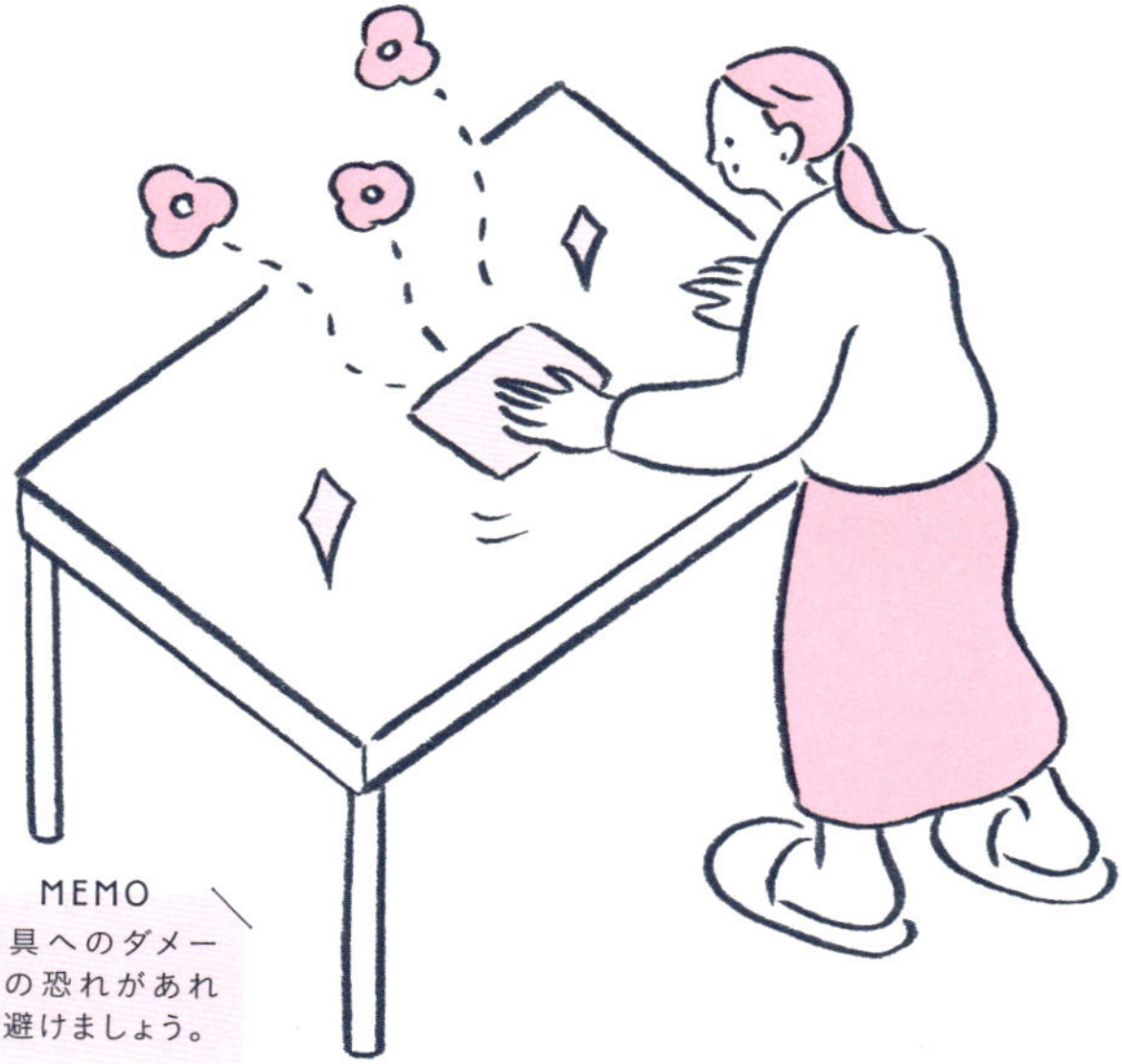

MEMO
家具へのダメージの恐れがあれば避けましょう。

布巾を水で濡らして好みの精油を1滴垂らし、精油を垂らした場所をもう一度かるく水にくぐらせる。固く水けを絞り、デスクまわりを拭く。

（おすすめの精油）

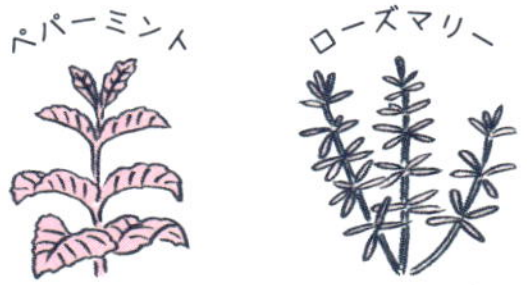

ペパーミントは高ぶった神経を冷却し、ローズマリーは脳の働きを活発にします。

＼これもおすすめ／

アロマスプレーで切り替える

周囲への配慮や、重要なものに吹きつけないように気をつけて。

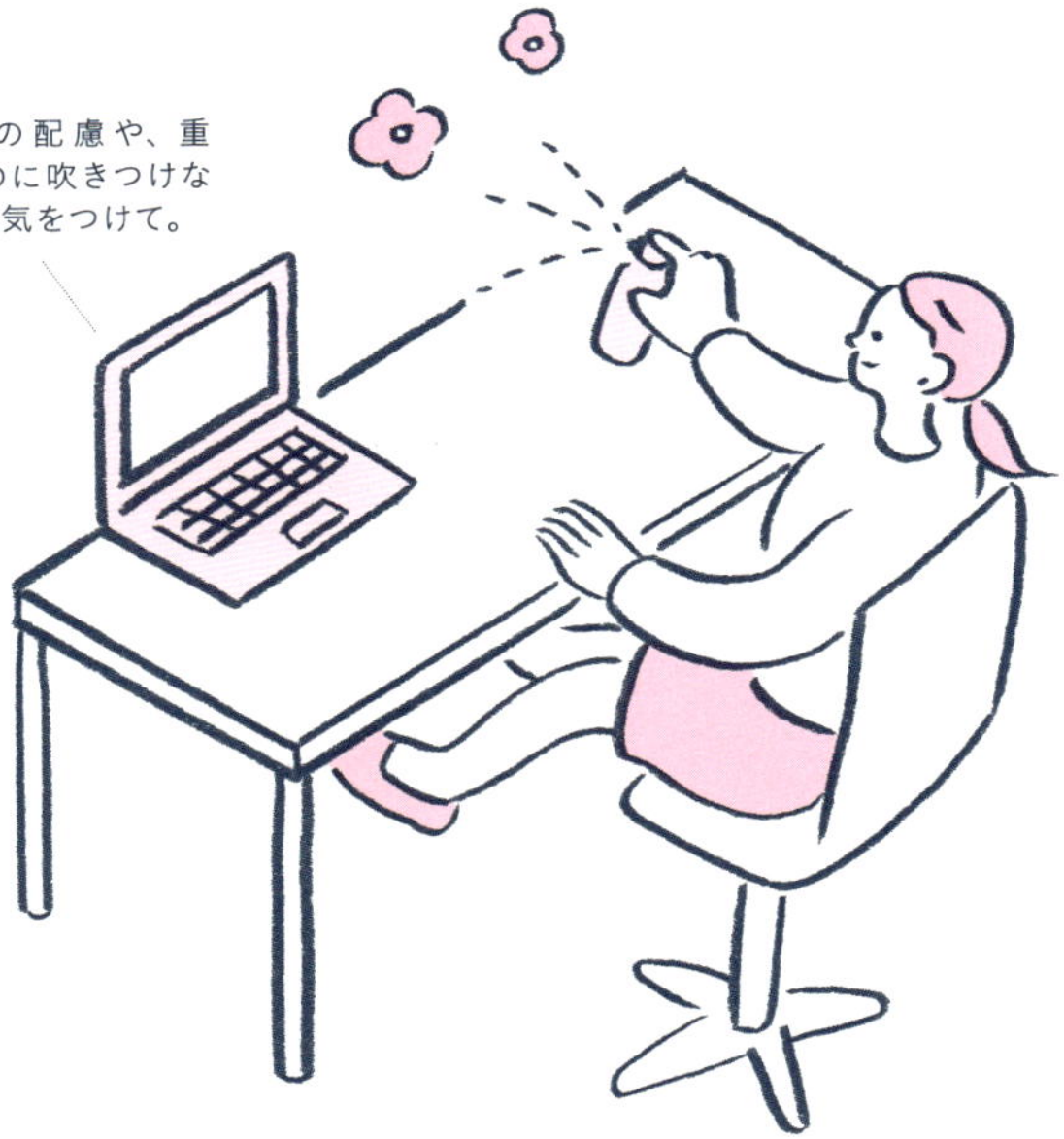

〈アロマスプレーの作り方⇒P.025〉

仕事が終わったら、アロマスプレーをデスクまわりや
自分がいる空間にシュッと吹きつける。

2 外のことを持ち込まない、帰宅後の新習慣

家に帰ったら アロマで足を洗う

外で起きたゴタゴタや頭の中のモヤモヤは、家の中に持ち込みたくないもの。気持ちよく家で過ごすためには、アロマで足を洗うのがおすすめです。帰宅したら浴室に向かい、うがいや手洗いとセットで行いましょう。洗っているうちに、いつの間にか外のことを忘れているはずです。ロールオンアロマにして香りを持ち歩けば、オフィスを出た瞬間から切り替えられます。

アロマのお湯で足を洗う。

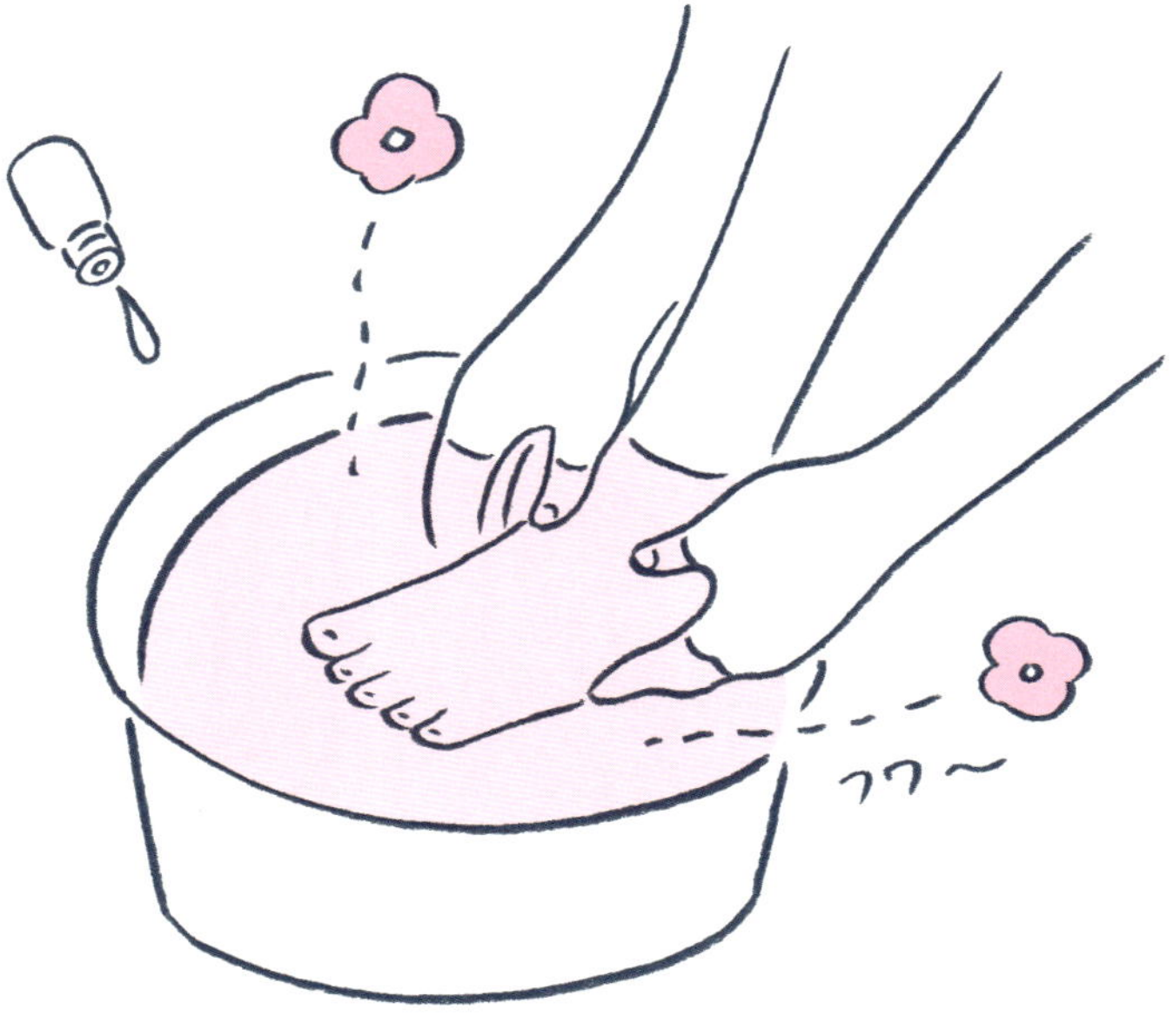

洗面器にシャワーで湯を張る。
好みの精油を1滴垂らし、足を洗う。

（おすすめの精油）

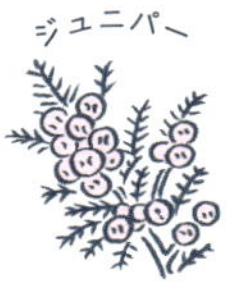

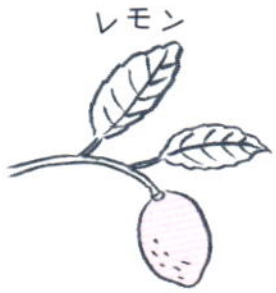

ジュニパーは弱った気持ちをリセットし、レモンは頭の熱をクールダウンします。

＼これもおすすめ／

アロマオイルで切り替える

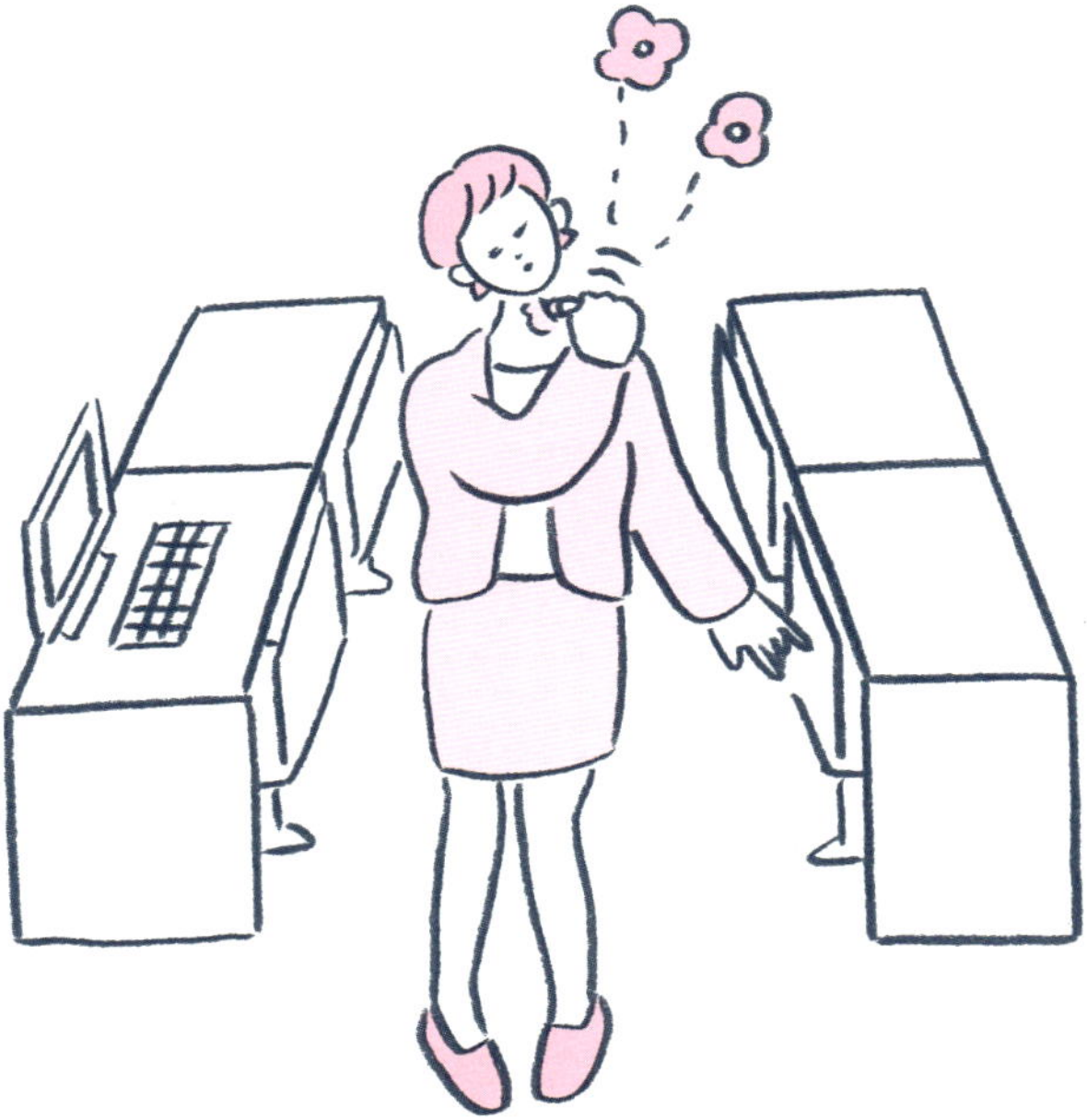

〈ロールオンアロマの作り方⇒P.025〉

オフィスを出る前に、ロールオンアロマを耳の後ろに塗り、オフモードにする。

3 床掃除しながらアロマで活動モードに

アロマでフロアワイパー

部屋の床を掃除するときに、フロアワイパーを使っている人も多いはず。せっかくなら、掃除とアロマを組み合わせませんか。精油を垂らしたフロアワイパーで掃除すると、すっきりとした香りが部屋全体に広がって、空気がすがすがしくなり、頭をシャキッと目覚めさせることができます。できれば起床後、すぐに行うのが効果的。やるべきことがスイスイ片づきますよ。

アロマで床掃除。

MEMO
床の材質によってはシミになる場合があるので、床の隅などで試してから行って。

-(おすすめの精油)-

ティートリー

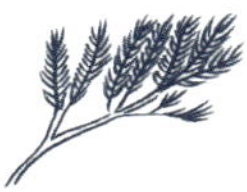

ローズマリー

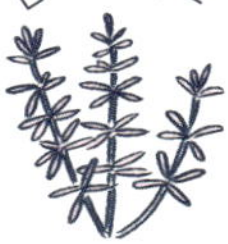

ティートリーは心をリフレッシュさせ、ローズマリーは頭の中をクリアにします。

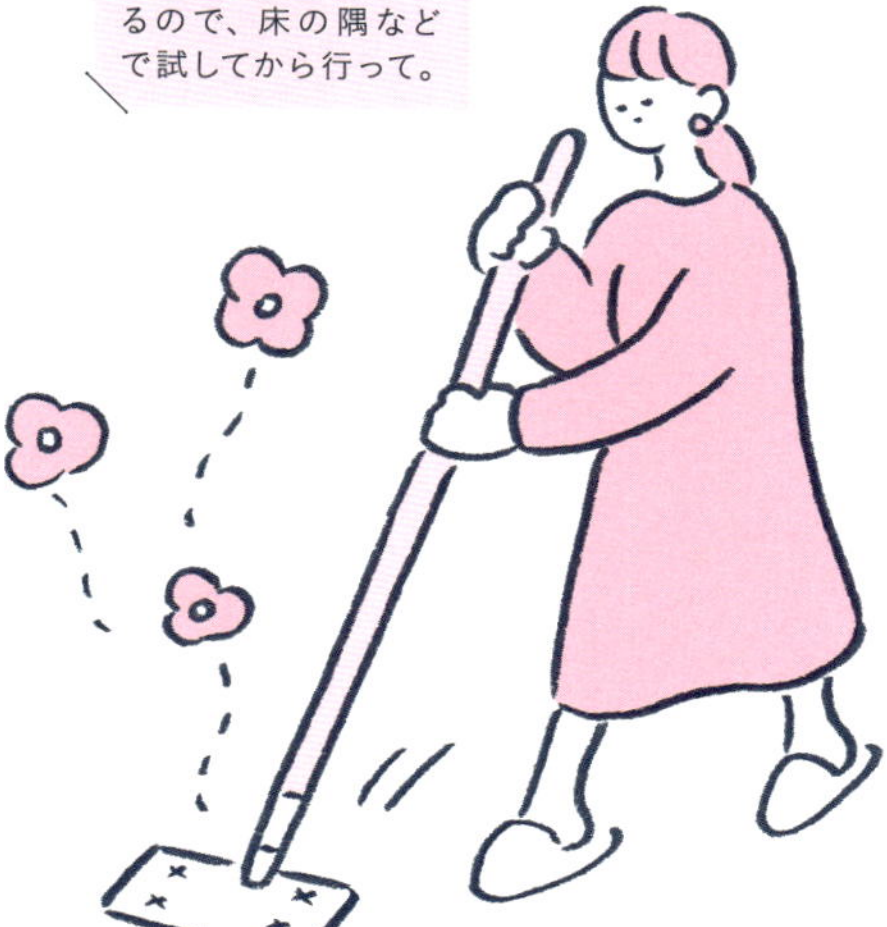

フロアワイパーのシートの真ん中あたりに、精油を1滴垂らして床を掃除する。

-COLUMN-

香りで思い通りに オン・オフをコントロール

社会全体のスピード感が増し、やるべきことが山のようにある現代。ストレスをできるだけ溜めずに、それを乗り越えていくためには、オンの時間とオフの時間を上手に切り替えることが大切です。

この切り替えに役立つのがアロマテラピー。香りを嗅ぐことによって、穏やかでありながらも確実に、「ON→OFF」「OFF→ON」へシフトすることができます。

しかも、会社に着いたら活動モードに、帰宅後はリラックスモードにするなど、自分の思い通りのタイミングで切り替えることができるので、これを使わない手はありません。ぜひ、アロマでオン・オフをコントロールする方法を実践してみてください。

1 バスルームを香らせて眠りへいざなう

香りの蒸気で簡単アロマ浴

心地よく眠るためには、活動モードになっていた自律神経を、リラックスモードに変えることが大切。その切り替えに役立つのがアロマ浴です。お風呂に入れる方法はP.50で紹介しますが、このやり方はもっと簡単。湯を入れた洗面器に精油を垂らし、お風呂のふたに置くだけです。湯船に精油を直接入れないので、家族に気を遣うことなく、ゆったりと香りを楽しめます。

STEP 1 お湯に精油を垂らす。

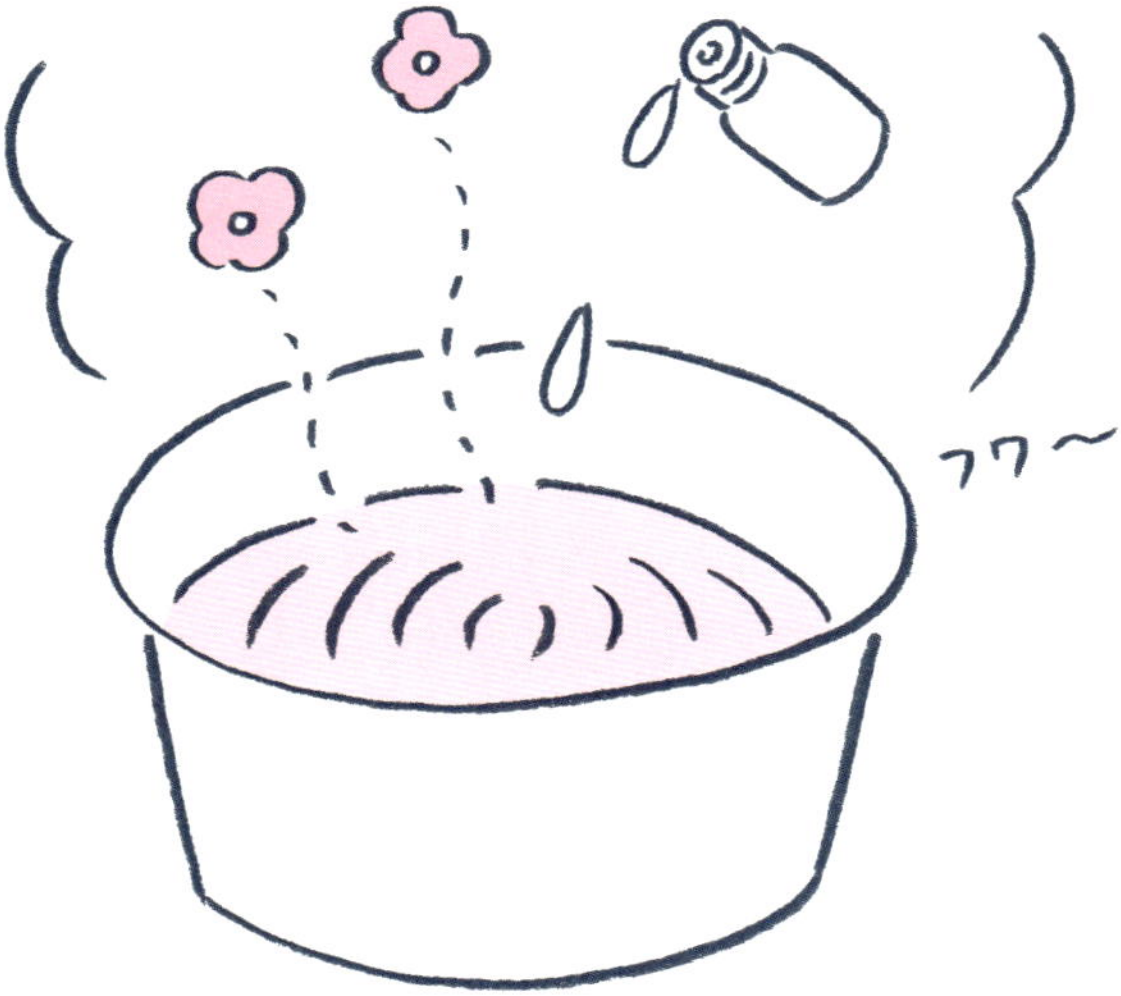

お風呂のお湯を洗面器でくみ上げ、精油を2滴垂らす。

（おすすめの精油）

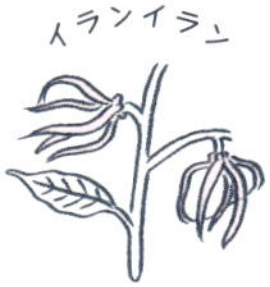

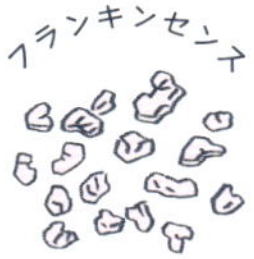

イランイランは感情を解放。フランキンセンスは古くから瞑想に使われてきた香りです。

STEP 2 香りを嗅ぎながらお風呂につかる。

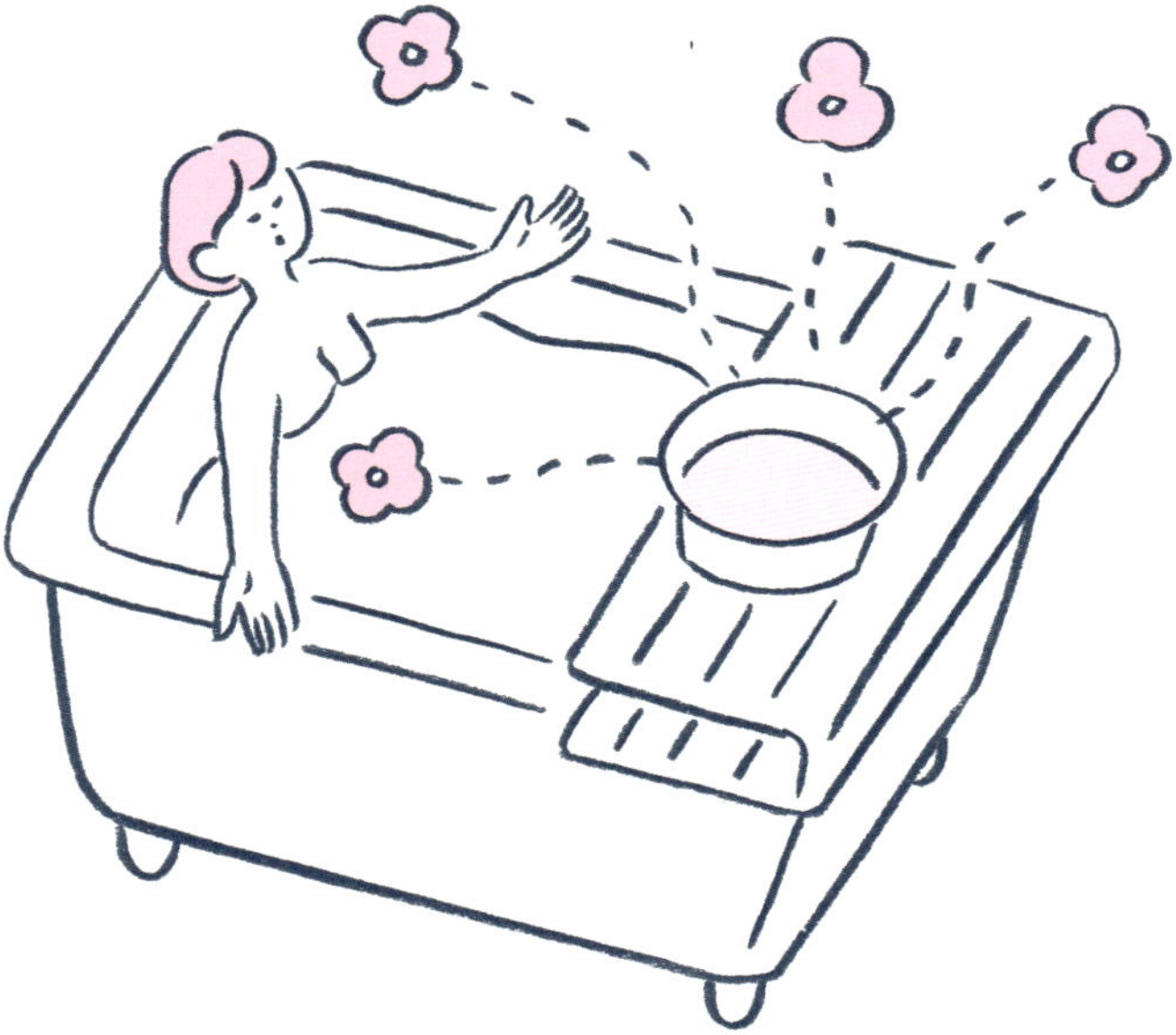

浴槽のふたを半分くらい閉め、洗面器を置く。香りを嗅ぎながらお風呂につかる。

2 質のいい睡眠をとるための極上タイム

バスソルトでアロマ全身浴

「イライラしたり、クヨクヨしたりすることがあって、最近ぐっすり眠れない……」という人は、アロマバスソルトを試してみて。作り方は塩と精油を混ぜるだけ。お風呂に入れてよくかき混ぜ、ゆっくりとつかれば、ストレスでこわばっていた体が緩むはず。体が緩めば気持ちもリラックスして、眠りに入りやすくなります。簡単にできる、他のアロマ入浴剤もおすすめです。

アロマバスソルトをお風呂に入れる。

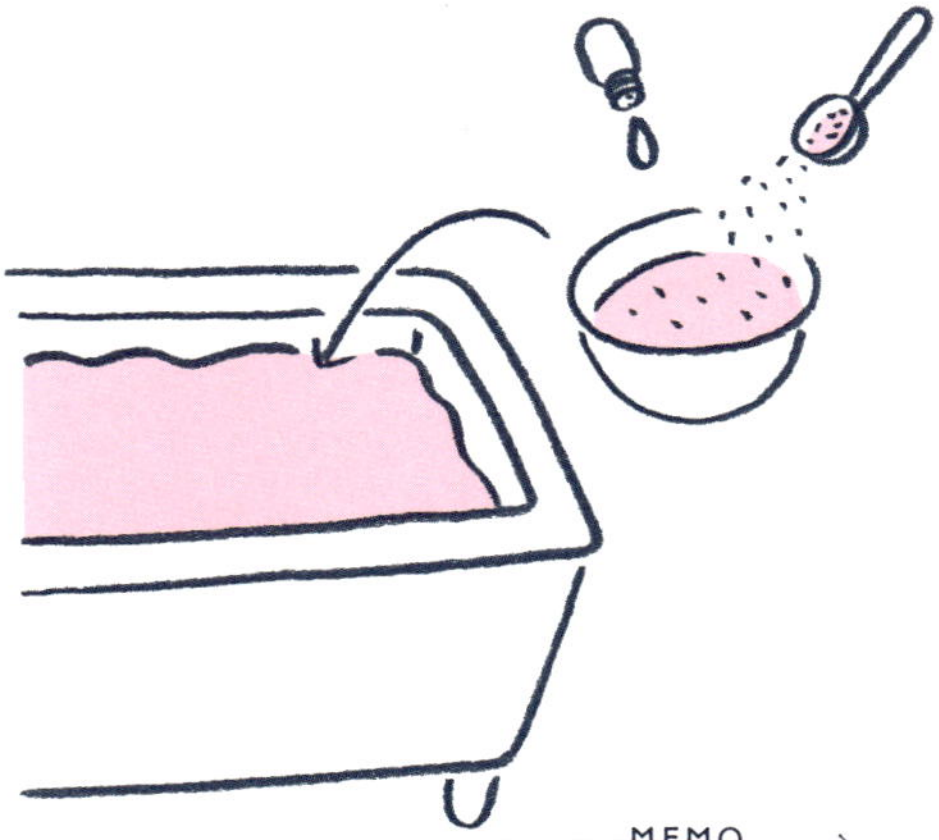

MEMO
肌になんらかの刺激を感じた場合は、すぐに洗い流しましょう。

アロマバスソルトを作り（左記参照）、お風呂に入れてかき混ぜる。香りを嗅ぎながら湯船につかる。

-（おすすめの精油）-

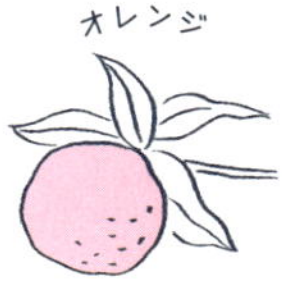

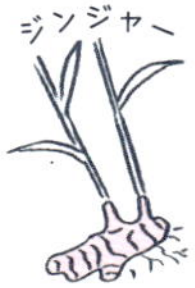

オレンジは気分を明るくして安心感を与え、ジンジャーは体を芯から温めます。

手作りアロマ入浴剤

精油は水に溶けにくいので、原液ではなく、塩やはちみつなどに混ぜて使いましょう。肌への刺激をやわらげることができます。心地よいと感じれば、精油は1滴でもOKです。

※混ぜるときは指ではなく、ガラス棒や割り箸、ステンレスのスプーンなどを使って。

●発汗を促します

アロマバスソルト （1回分）

・精油…1〜5滴
・天然塩…大さじ1

小さめのボールに天然塩を入れ、精油を垂らしてよく混ぜる。

●しっとり保湿効果も

アロマバスハニー （1回分）

・精油…1〜5滴
・はちみつ…大さじ1

小さめのボールにはちみつを入れ、精油を垂らしてよく混ぜる。

●ミルキーでなめらか

アロマバスミルク （1回分）

・精油…1滴
・市販のコーヒーフレッシュ…1個（小型のポーションクリーム）

コーヒーフレッシュのふたを開け、精油を垂らしてよく混ぜる。

●芯からあったまる

アロマバス重曹 （1回分）

・精油…1〜5滴
・重曹…大さじ1

小さめのボールに重曹を入れ、精油を垂らしてよく混ぜる。

●肌のかさつきを予防

アロマバスオイル （1回分）

・精油…1〜3滴
・ベースオイル…約小さじ1

ペットボトルのふたにオイルを入れ、精油を垂らしてよく混ぜる。

3 お肌も気持ちも喜ぶスペシャルケア

アロマホットタオルパック

お風呂に入るとそれだけでリラックスしますが、さらに効果を高めるのが、ホットタオルでパックしながら入る方法です。まずは、いい香りのアロマオイルを顔に塗り、ホットタオルを顔にのせて湯船につかります。アロマオイルの香りが鼻から入って気持ちが緩むとともに、オイルとホットタオルの合わせ技で肌がしっとりつやつやに。幸せに満たされて眠ることができます。

STEP 1 顔にオイルを塗る。

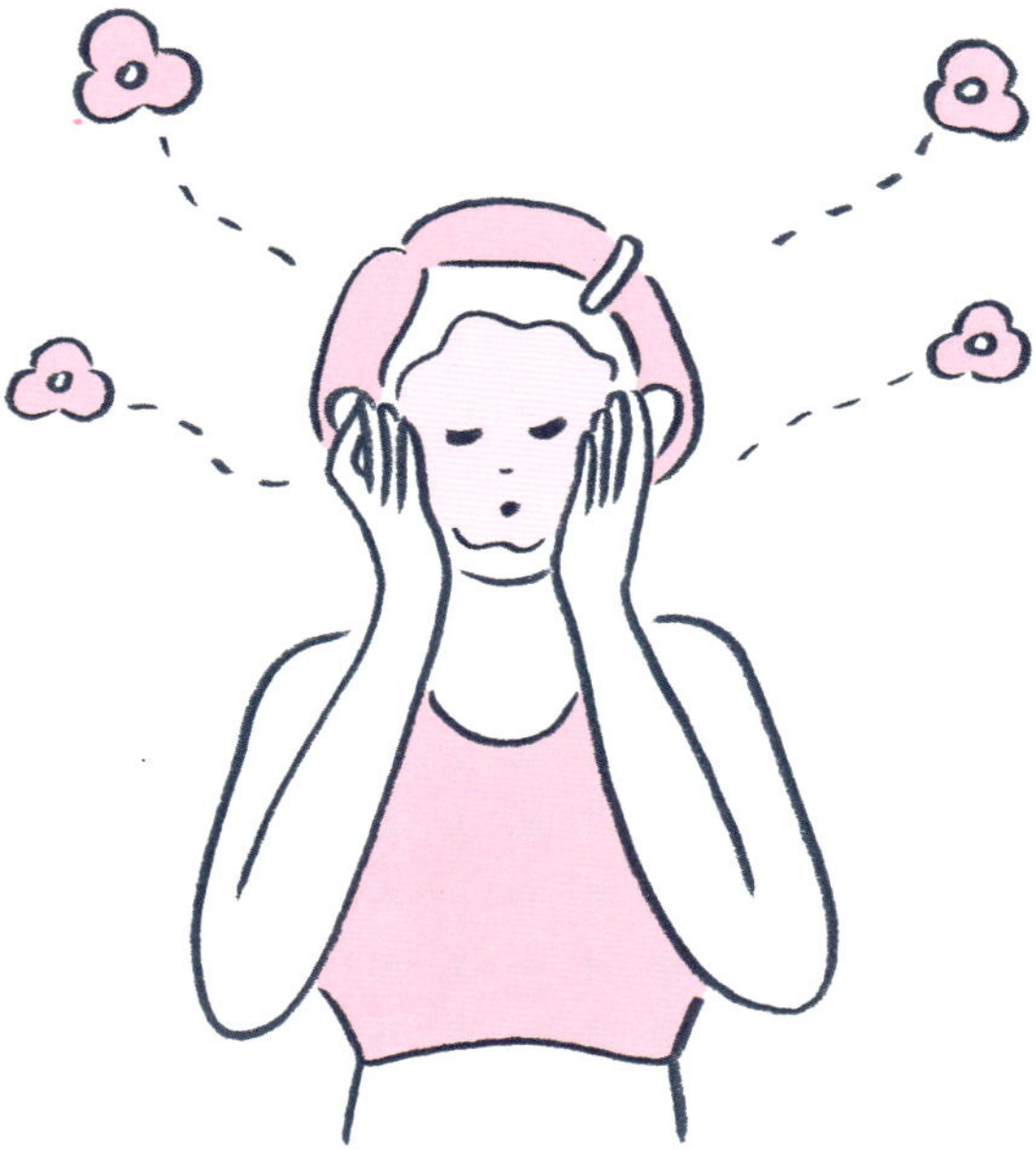

〈アロマオイルの作り方⇒P.024〉

アロマオイルを顔全体に塗る。

（おすすめの精油）

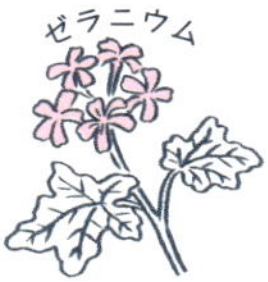

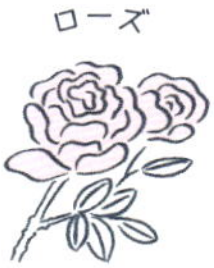

ゼラニウムは心や肌のバランスを整え、ローズは肌を潤して女性らしさを高めます。

STEP 2 ホットタオルをしてお風呂につかる。

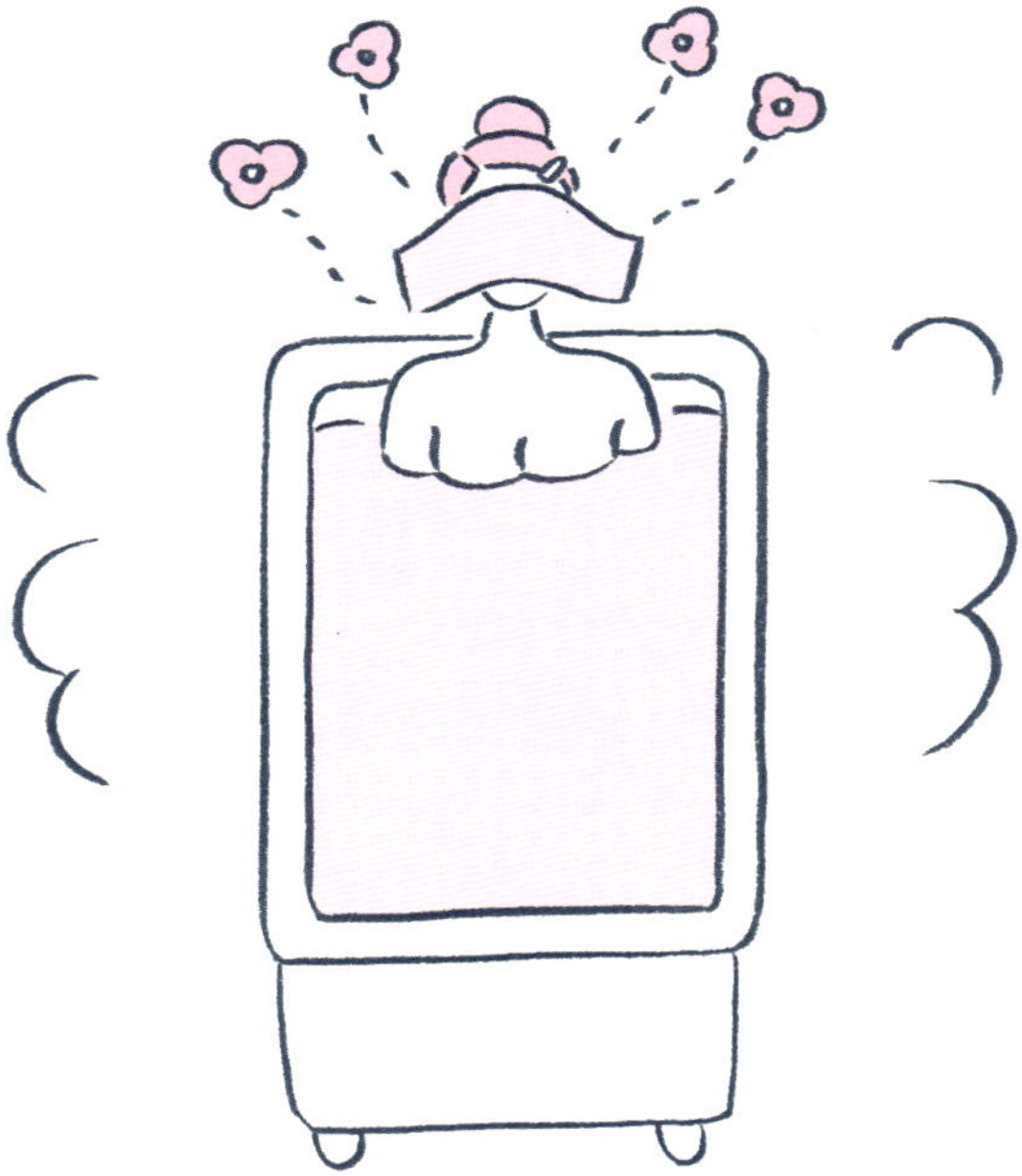

タオルを湯に浸して絞る。顔にのせ、お風呂にゆっくりとつかる。

4 一日頑張った自分に香りのご褒美を

アロマハグで入眠の儀式

なかなか寝つけなくて、いつもなんだか睡眠不足……。という人は、入眠の儀式をしてみましょう。お風呂上がりにお気に入りのアロマオイルを塗り、今日の自分を褒めながらギュッとハグしたら、あとはそのまま眠るだけ。一日を振り返るときに、ネガティブなことを思い出すのは禁物です。眠るときは幸せな気持ちになることが大切。ぜひこの儀式を習慣にしてください。

STEP 1 アロマオイルを塗る。

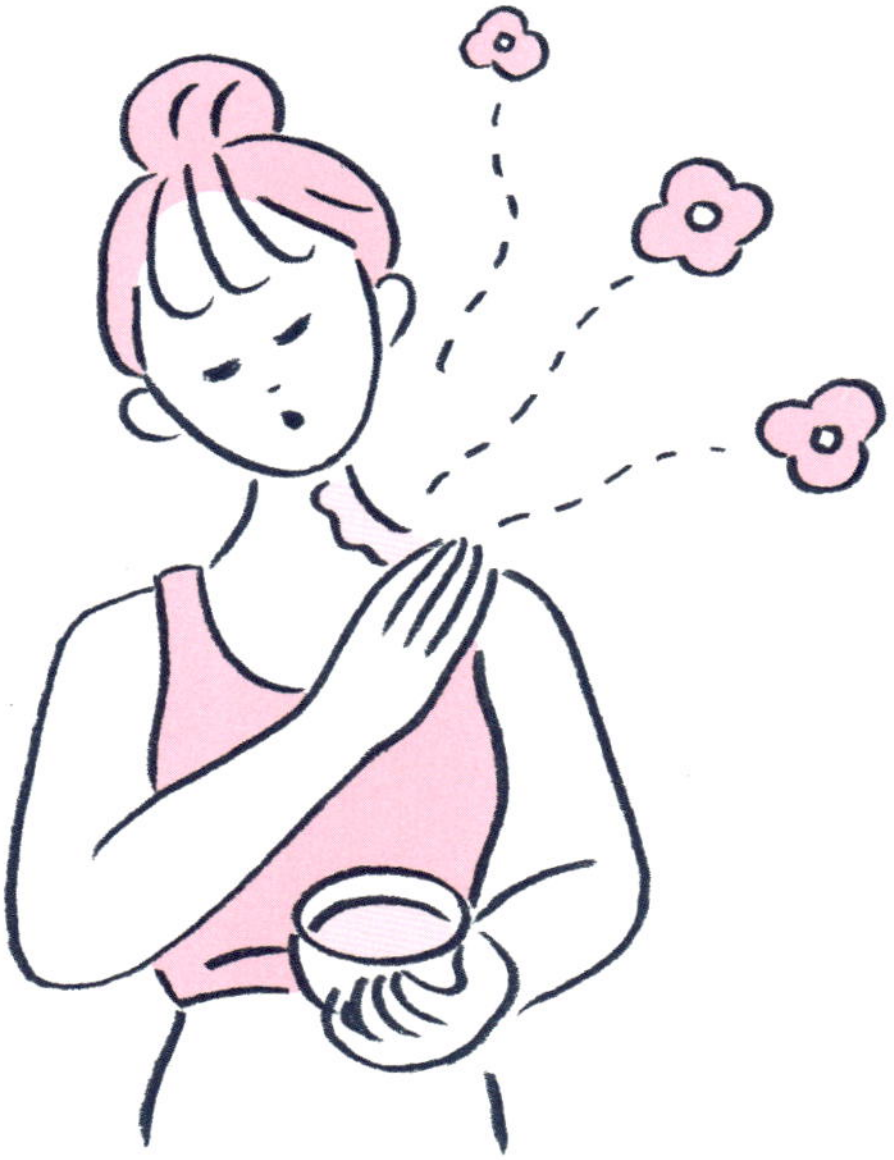

〈アロマオイルの作り方⇒P.024〉

お風呂上がりに、波のようなゆっくりとしたリズムで、首やデコルテ、胸、お腹まわりにアロマオイルを塗る。

（おすすめの精油）

ネロリ

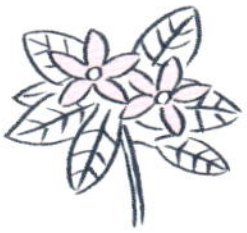

ローズ

ネロリは精神を鎮めて幸せな眠りに導き、ローズはやさしい気持ちを引き出します。

STEP 2 自分をハグする。

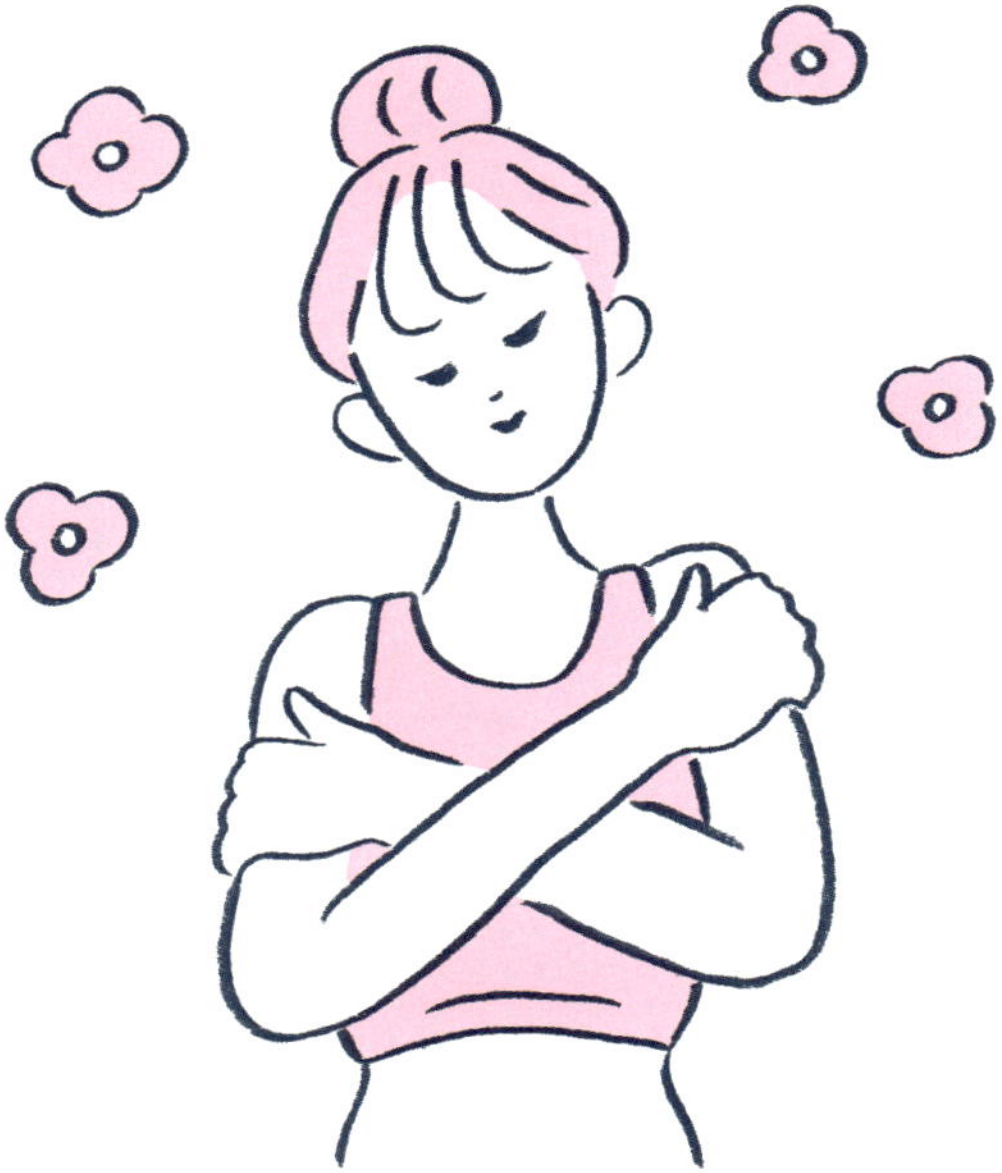

一日の出来事を思い出しながら、
頑張った自分を褒めてギュッとハグする。

香りのチカラを味方にする

体が疲れていると、気持ちも滞りがち。
顔が疲れていると、自信を失いがちです。
そんなとき、私たちに大きなチカラを与えてくれるのが自然の香り。
いい香りを嗅ぎながら体や顔をケアすれば、
やる気がグングン湧いてきて、
前向きな自分を取り戻すことができるはず。
香りを味方につければ、怖いものはありません！

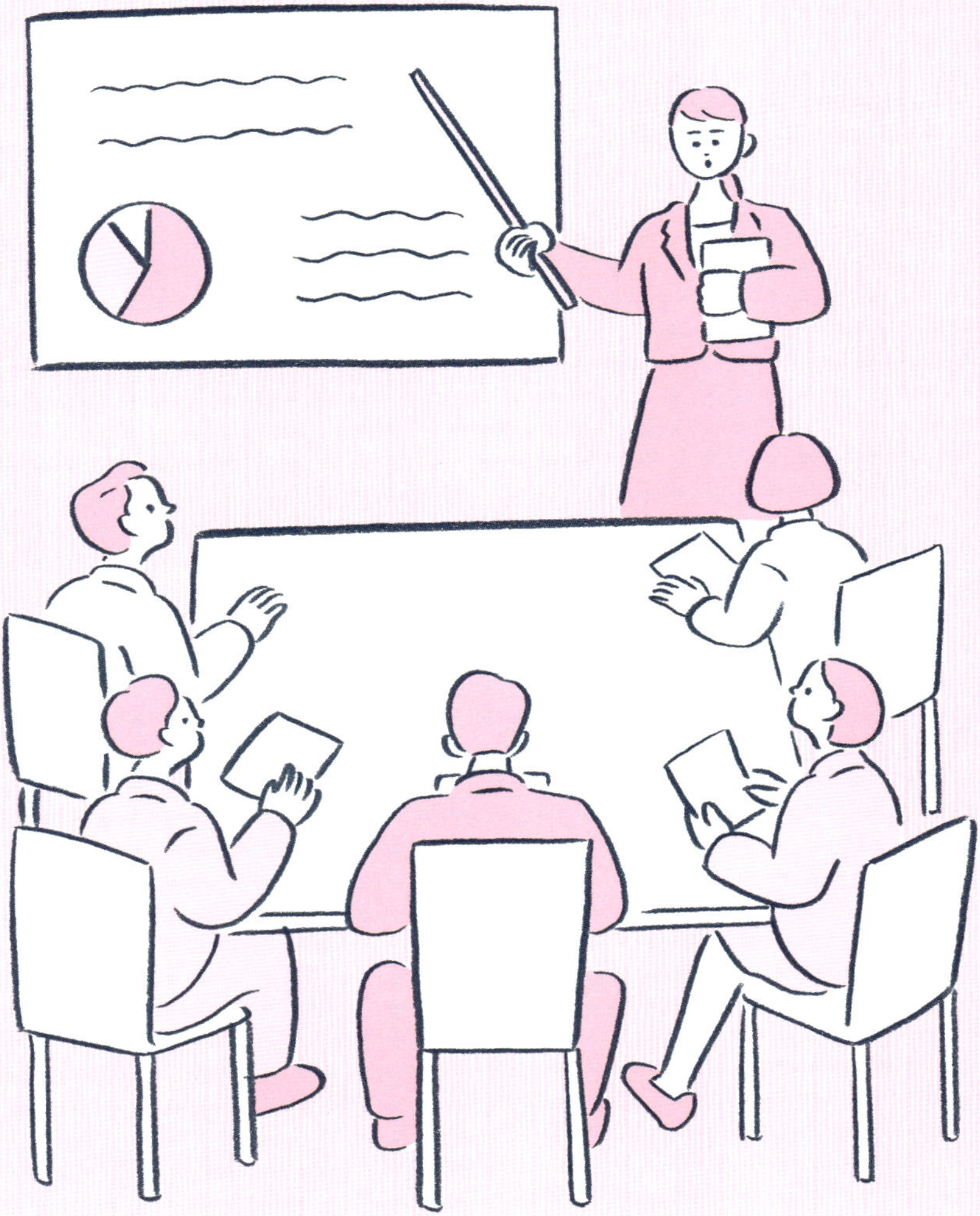

ボディ

1 指先からじんわり温める簡単お疲れケア

肩や目の疲れにアロマ指浴

細かい作業が続いて肩がパンパンに張ったり、目が疲れたりしたときは、ちょっと休憩して指先をお湯につけてみましょう。指先を温めると、末梢血管が開いて副交感神経が優位になります。すると、神経がリラックスしてこわばっていた体が緩み、肩や目はもちろん、全身の疲れも解消できるのです。冷めないうちにクリームを塗り、指先の乾燥を防ぐこともお忘れなく。

STEP 1 指先をお湯につける。

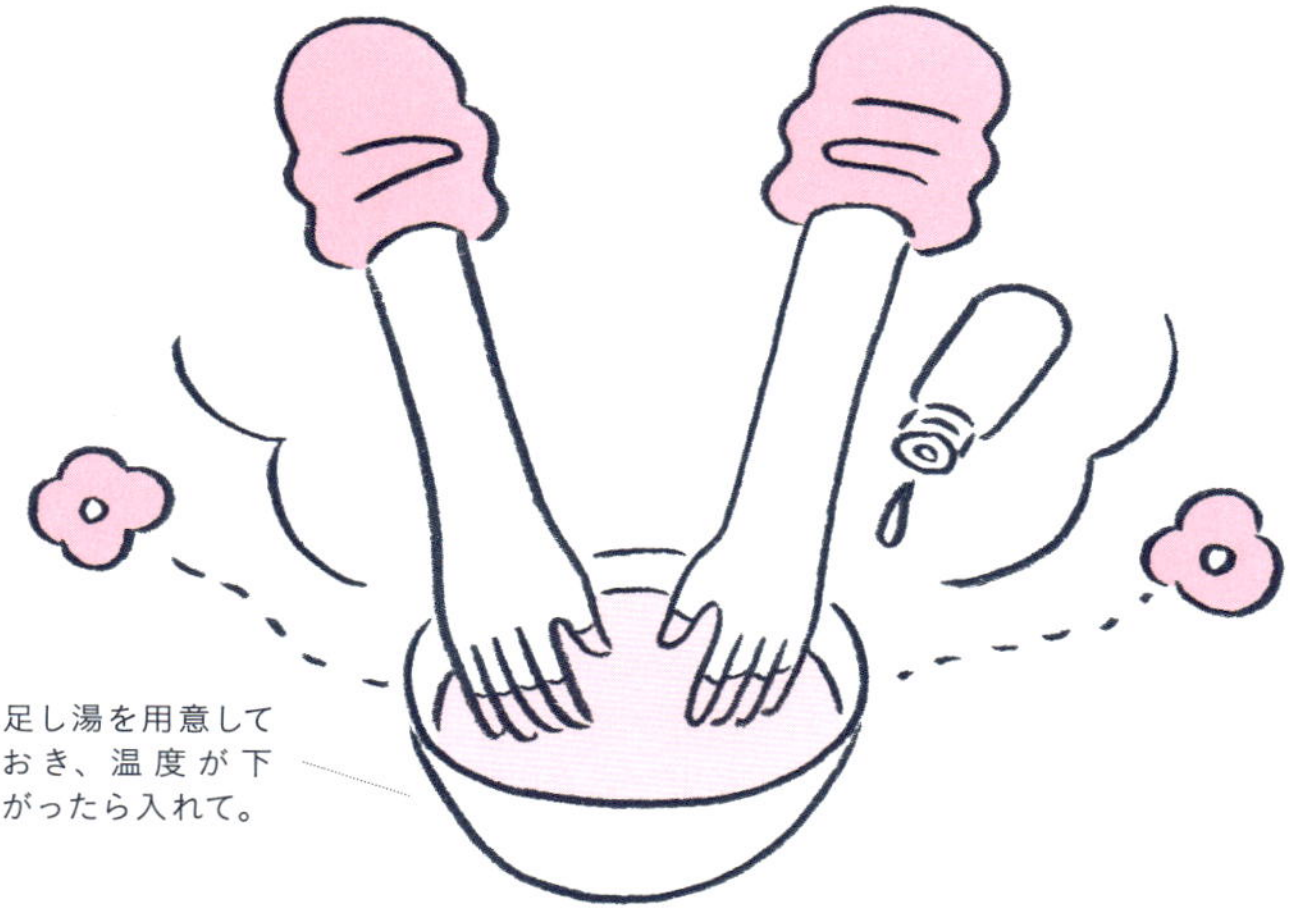

足し湯を用意しておき、温度が下がったら入れて。

ボールに40℃くらいの湯を入れて精油を1～2滴垂らし、指先を5分ほどつける。

（おすすめの精油）

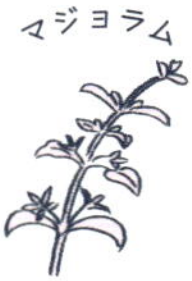

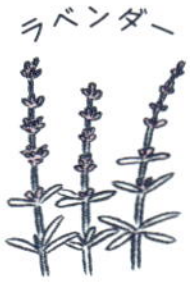

マジョラムは血液の循環をよくし、ラベンダーは高いリラックス効果があります。

STEP 2 指先のケアをする。

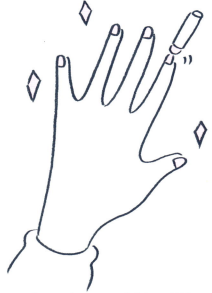

〈ロールオンアロマの作り方⇒P.025〉

ハンドクリームを塗り、乾燥を防ぐ。
爪の生え際にアロマオイル（ローズがおすすめ）を塗って揉むのもおすすめ。

ボディ

2

足首までしっかり温めて疲労回復

全身の疲れにアロマ足浴

病気ではないけれど、体が重だるい感じがするのは、疲れが溜まっているせいかもしれません。そんなときは足をお湯に10分ほどつけて、血の巡りをよくしましょう。温かい血液が足元から全身に行き渡り、体がリラックスモードになると、疲れが抜けやすくなります。精油は、血行促進作用のあるものを使うのがポイント。足の冷えが気になる人もぜひお試しを。

STEP 1 足をお湯につける。

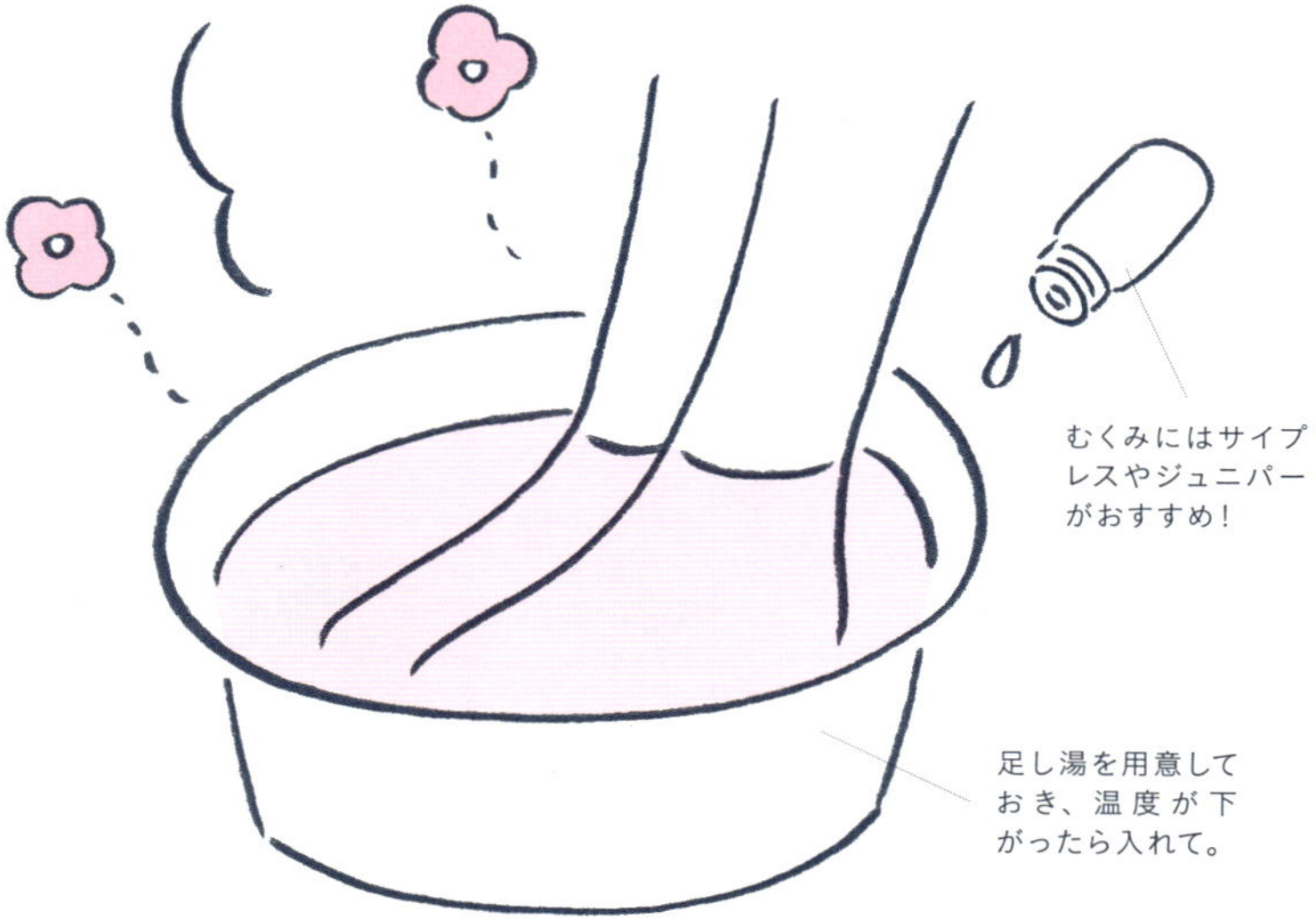

むくみにはサイプレスやジュニパーがおすすめ！
足し湯を用意しておき、温度が下がったら入れて。

洗面器に40℃くらいの湯を入れて精油を1〜2滴垂らし、くるぶしから指4本分上（三陰交のツボ）まで10分ほどつける。

（おすすめの精油）

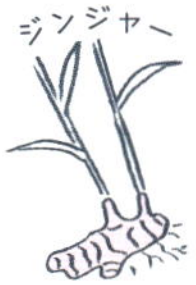

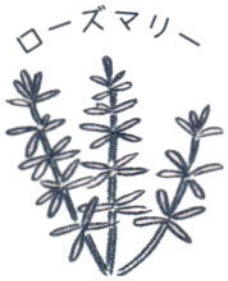

ピリッとした香りのジンジャーとさわやかな香りのローズマリーは、血行を促進します。

STEP 2 足のケアをする。

MEMO
かかとの内側と外側は、リフレクソロジーでは骨盤内の反射区。生理の3〜4日前からマッサージすると、生理痛が軽くなります。ボディクリームを塗るときに試してみて。

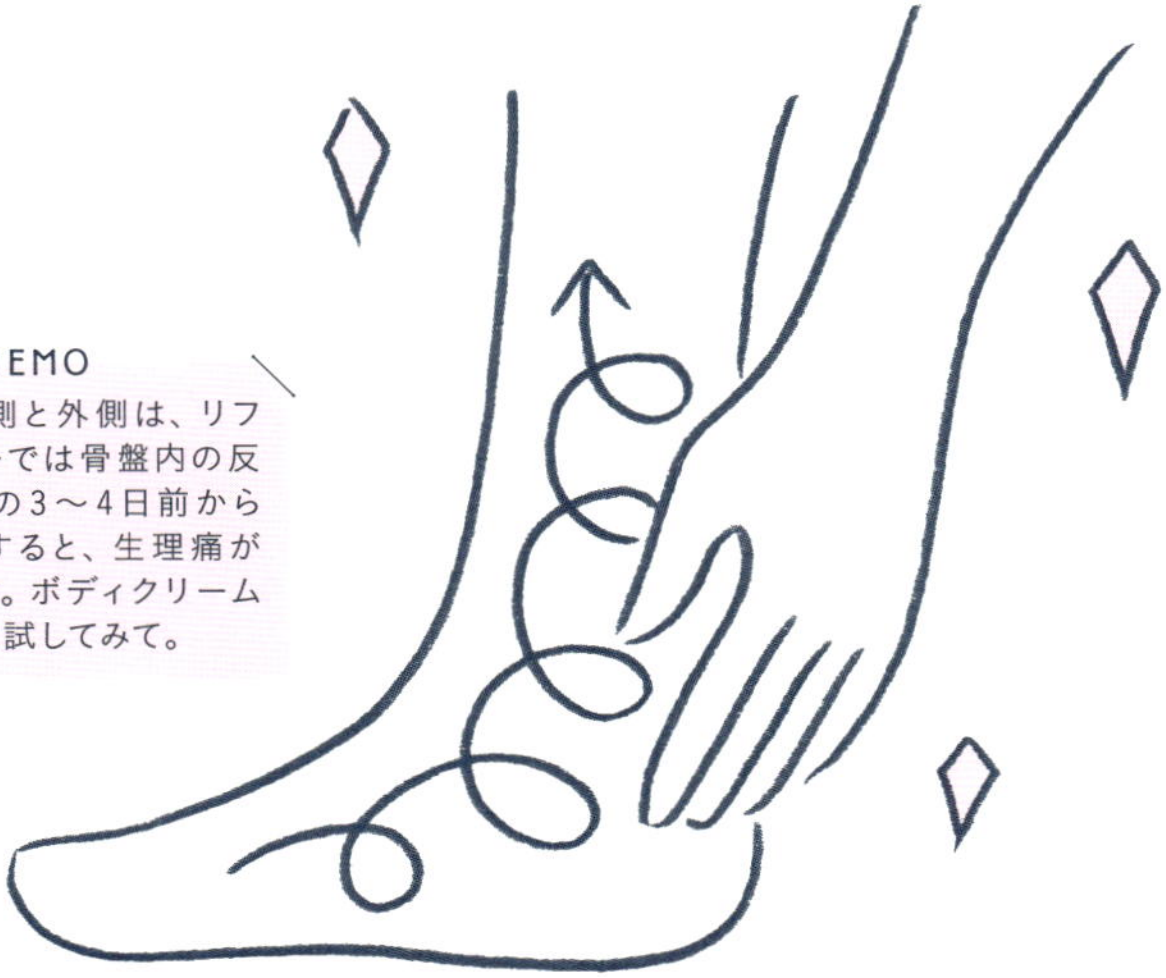

ボディクリームを塗り、乾燥を防ぐ。

ボディ

3 自分でできる足裏リフレで冷えを卒業！

足裏のオイルマッサージ

一年を通じて足の冷えが気になり、分厚い靴下をはかずにはいられない人は、足の血行が悪くなっていると考えられます。解消するためには、足裏をしっかりともみほぐし、指を広げて血行をよくしましょう。アロマオイルを塗ると、指の滑りがよくなるだけでなく、精油とマッサージのダブルパワーで足を温めることができます。お風呂上がりの習慣にするのがおすすめです。

STEP 1 足裏をマッサージする。

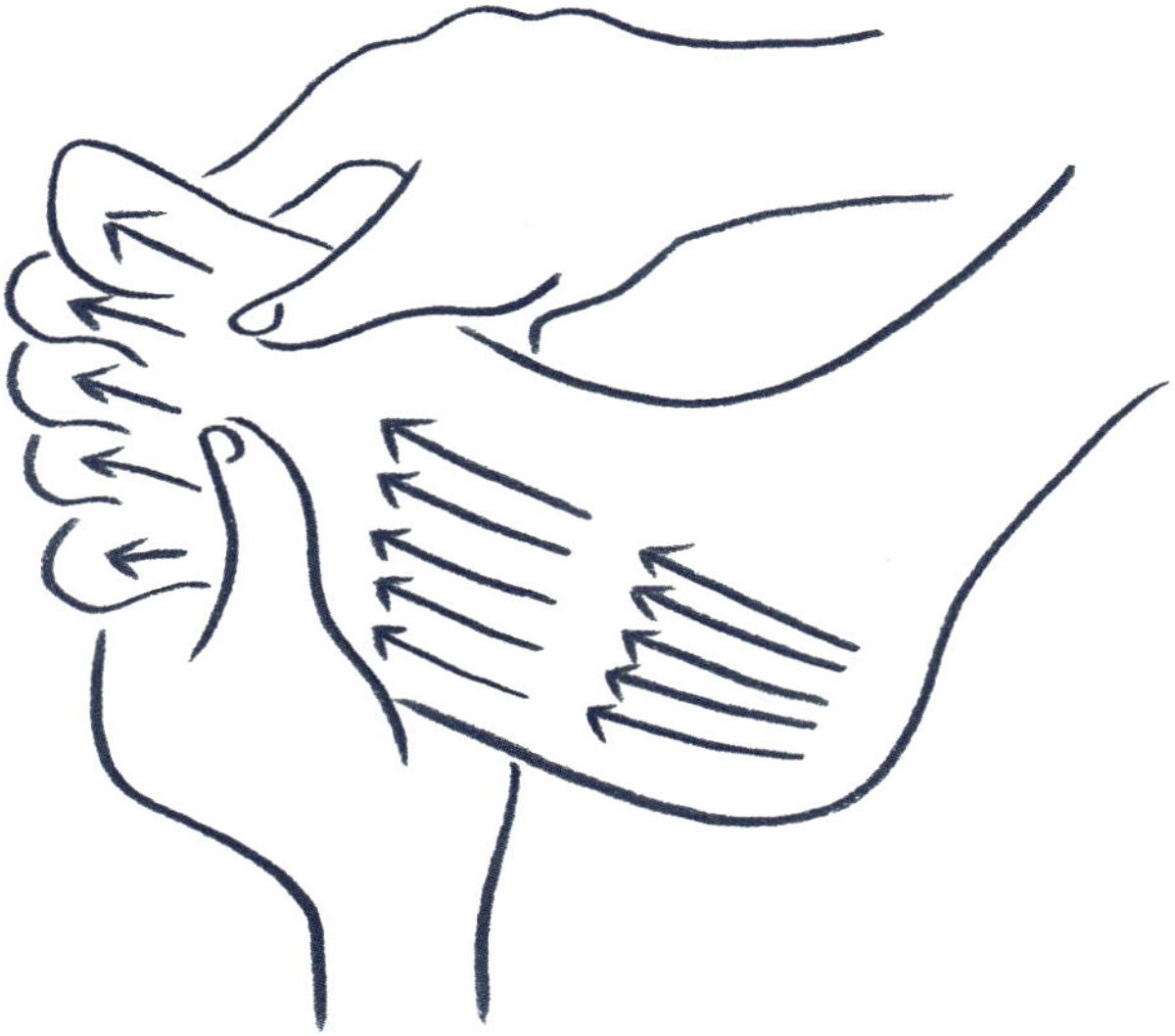

〈アロマオイルの作り方⇒P.024〉

アロマオイル（1円玉くらいの量）を足裏に塗る。かかとから指先に向かって5本のラインを、両手の親指を交互に動かしながらさすり上げる。

（おすすめの精油）

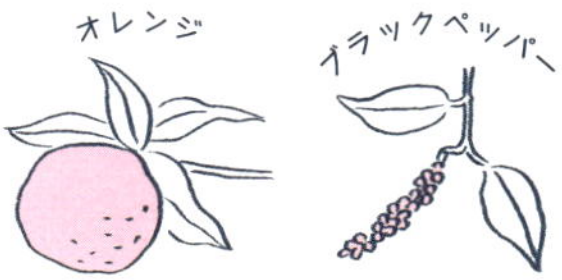

オレンジは気分を明るくし、ブラックペッパーは刺激と温かみを与えます。

STEP 2 足の指を広げる。

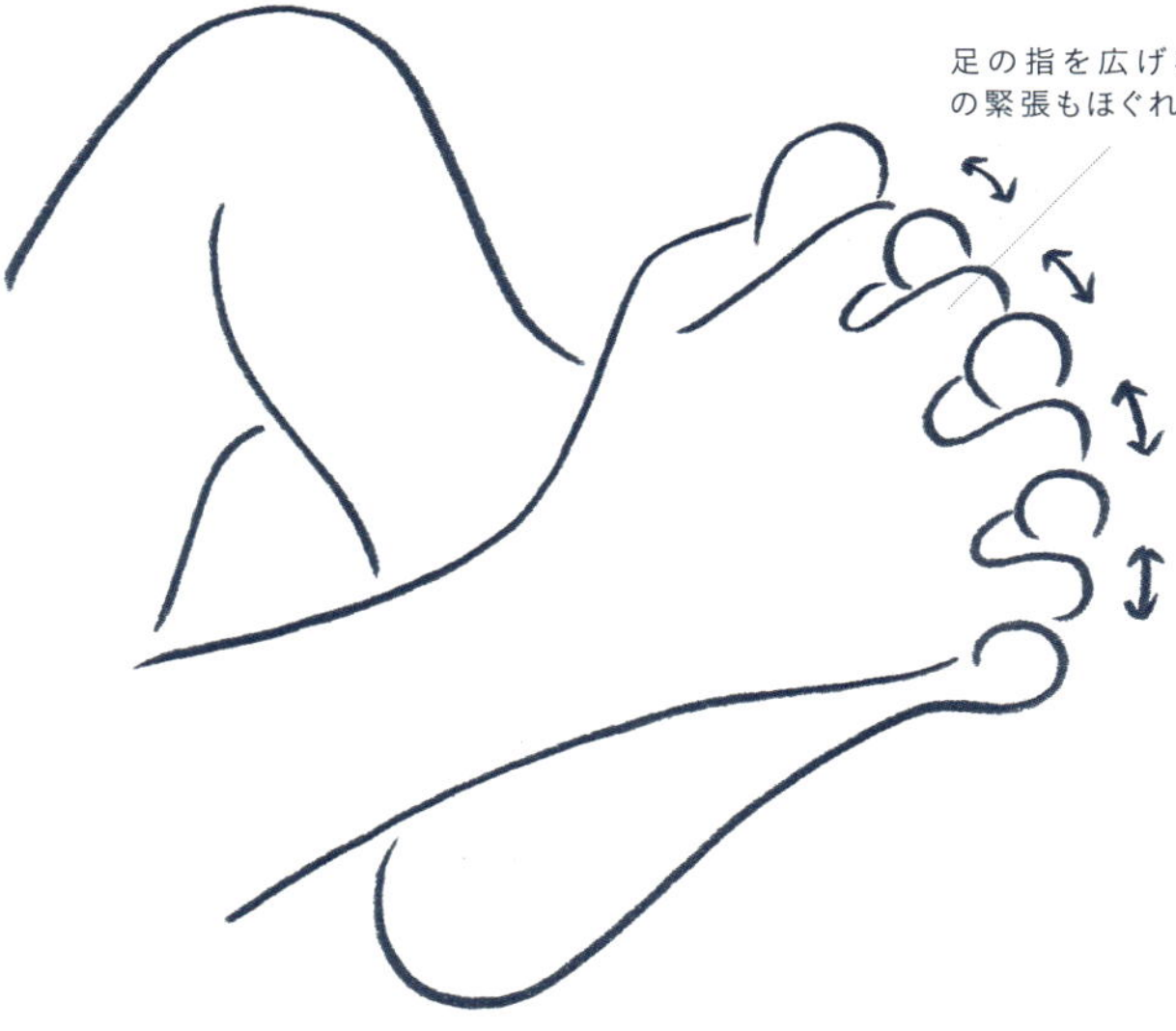

足の指を広げると体の緊張もほぐれます。

足の指に手の指を入れて組み、指と指の間を広げる。

ボディ

4 むくみを撃退してキュッとした足首に

ふくらはぎのオイルマッサージ

夕方になると、ふくらはぎがむくんでパンパンになることはありませんか？ 足のむくみは体内の余分な水分が溜まることで起こります。この水分を排出するためには、マッサージが有効。リンパの流れをよくする精油を加えたアロマオイルを塗り、つかんだり離したりしたら、老廃物をひざの裏に流すイメージでなで上げましょう。デスクワークが多い方はぜひお試しを。

STEP 1 ふくらはぎにオイルを塗る。

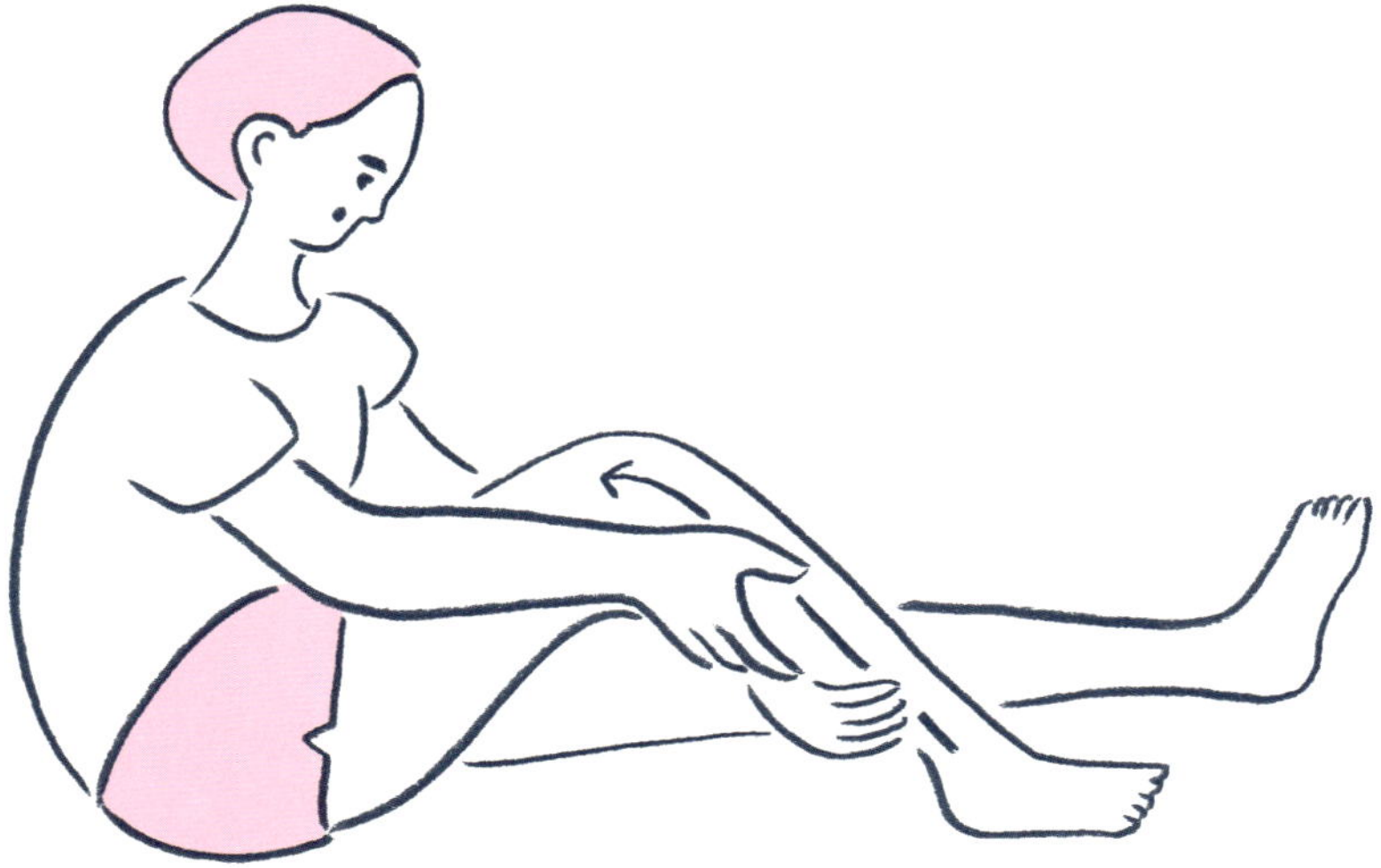

〈アロマオイルの作り方⇒P.024〉

アロマオイル（100円玉くらいの量）を足首からひざにかけて塗る。

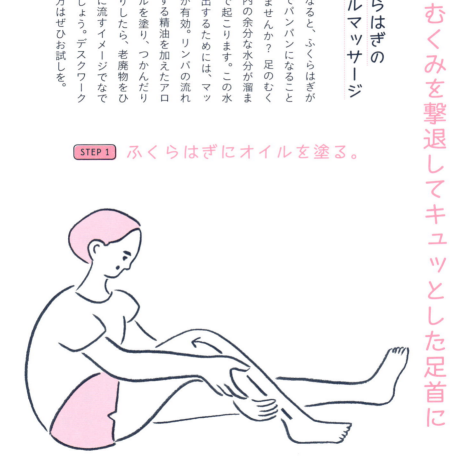

（おすすめの精油）

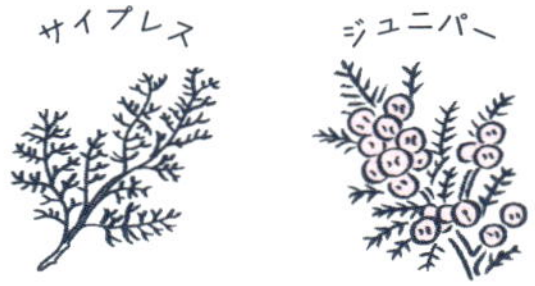

サイプレスは体液のバランスを整え、ジュニパーは老廃物の排出を助けます。

STEP 2 ふくらはぎをつかむ。

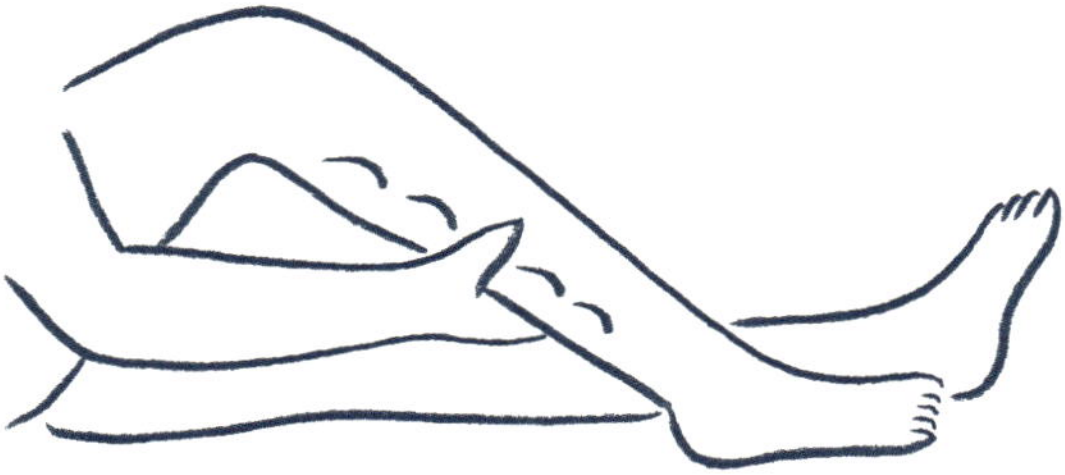

足首からふくらはぎに向かって、片手でつかんで離す動作を繰り返す（3回）。

STEP 3 ふくらはぎをなで上げる。

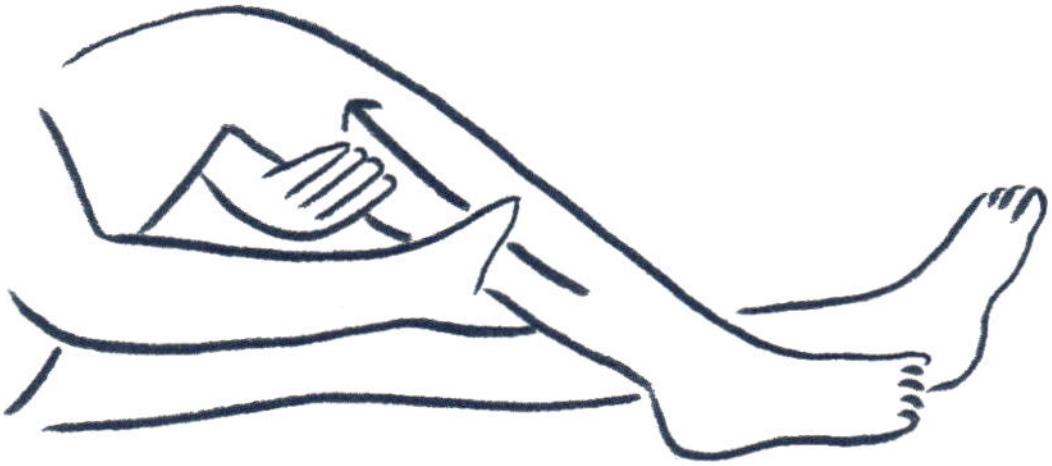

足首からひざの後ろに向かって、手のひらを交互に動かしながらなで上げる（6回）。

5 ガチガチの肩まわりをアロマで緩めて

肩こり解消オイルマッサージ

体をほとんど動かさなかったり、緊張して体がこわばった状態が続いたりすると、肩まわりの血行が悪くなり、肩こりにつながります。そんなときこそアロマの出番。緊張を緩める精油を入れたアロマオイルを塗り、マッサージをして血流を促しましょう。香りによって副交感神経が優位になると、よりほぐれやすくなります。最後に、肩こりに効くツボを押せば効果アップ！

STEP 1 肩から首をさする。

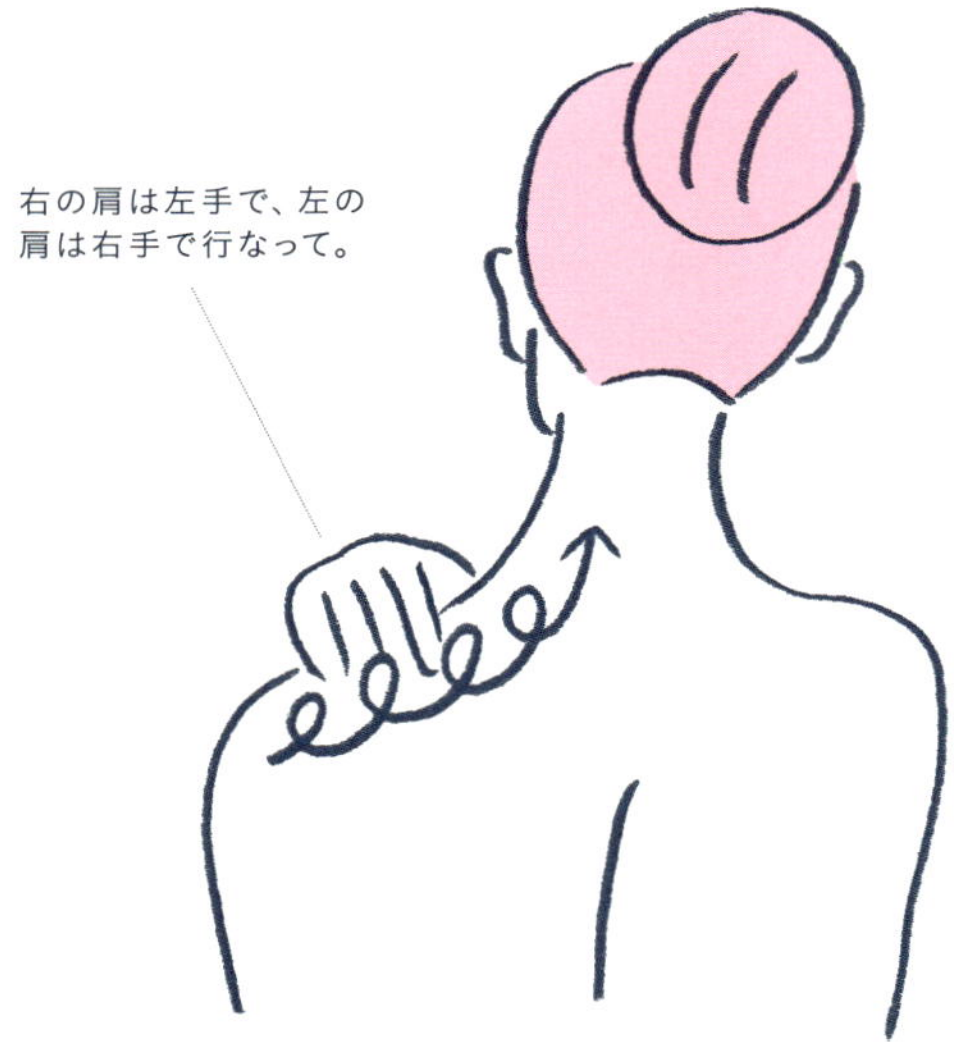
右の肩は左手で、左の肩は右手で行なって。

〈アロマオイルの作り方⇒P.024〉ロールオンアロマを使うと塗りやすい。

アロマオイル（100円玉くらいの量）を肩まわりに塗る。
肩先から首に向かって、親指以外の4本の指をクルクルと動かしながら強めにさする（3回）。

（おすすめの精油）

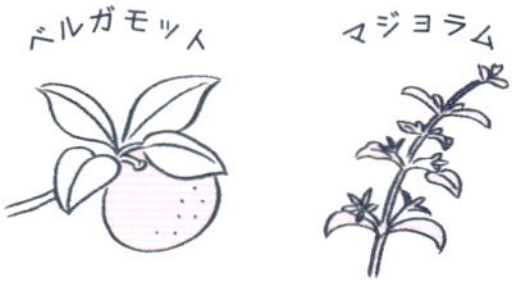

ベルガモットは精神的な疲労をやわらげ、マジョラムは血液の循環を促します。

STEP 2 肩から首の間をさする。

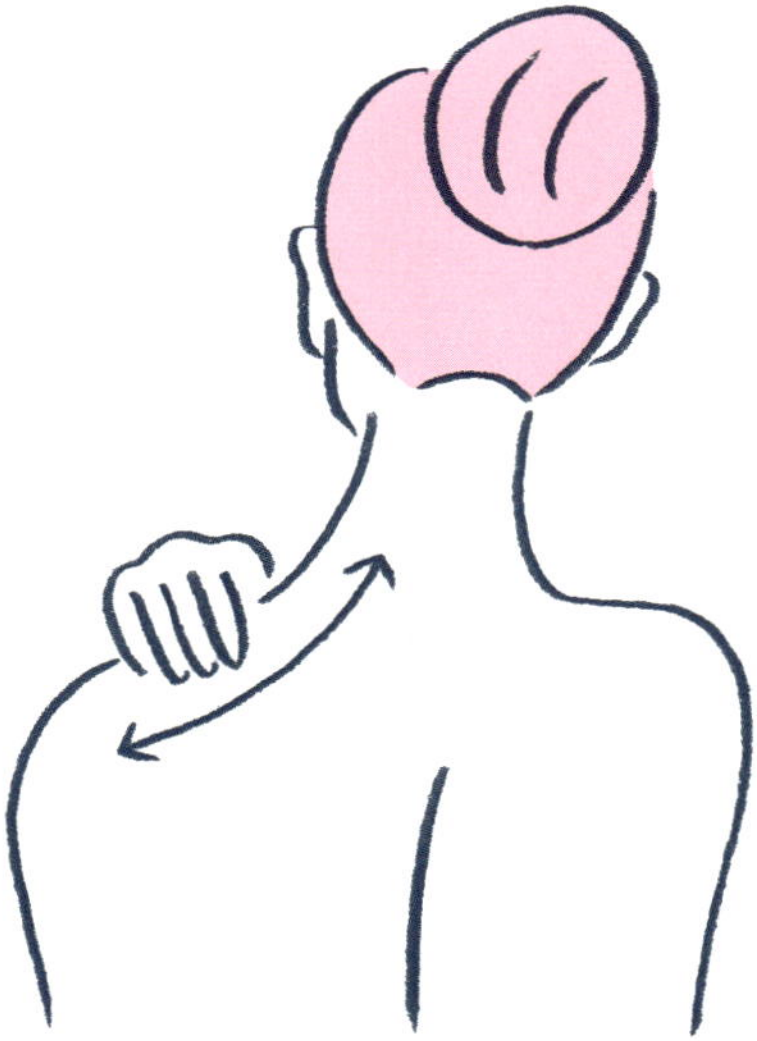

親指以外の4本の指を押しつけながら、
肩先から首の間を上下に動かしてさする
（3往復）。

STEP 3 手のツボを圧迫する

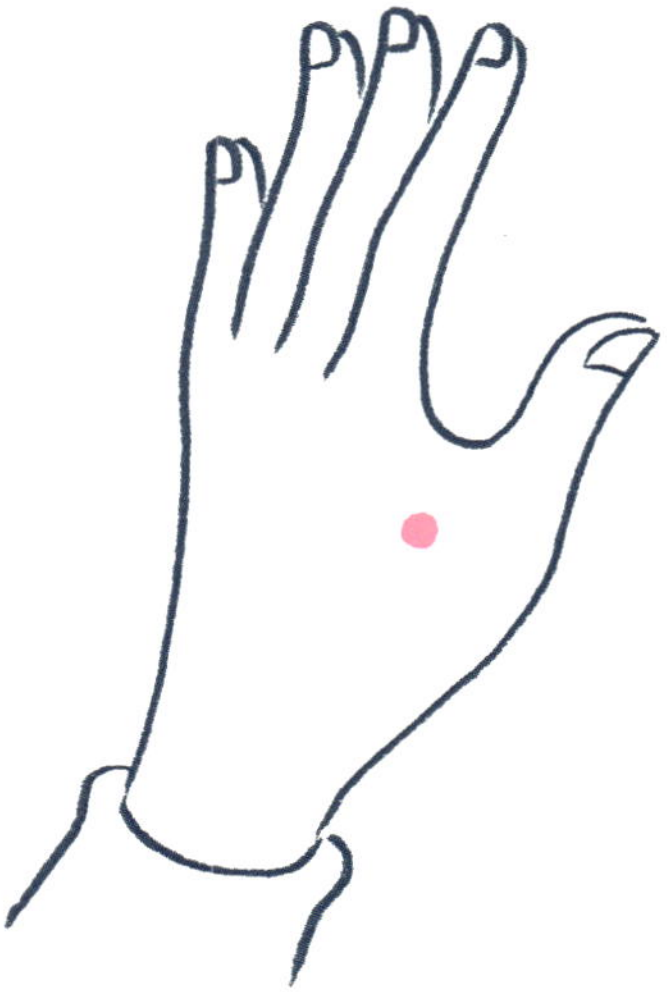

親指と人差し指の股にあるツボ（合谷）を、
手首に向かって押す。3秒かけて押し、
3秒かけて力を抜く（3回）。

6 アロマ×腰ストレッチが威力を発揮！

腰の緊張を緩めるアロマセルフケア

いつもと違う場所で、リラックスできない状況が続いた日。家に帰るとドッと疲れが出て、腰や背中に疲れを感じることはありませんか？　緊張のせいで筋肉がギュッと硬くなっていたら、アロマでセルフケアしましょう。腰からお尻にかけてアロマオイルを塗ったら、こわばった部分をゆっくりとストレッチしてほぐします。香りによって緊張がやわらぎ、筋肉も緩みます。

STEP 1 オイルを塗る。

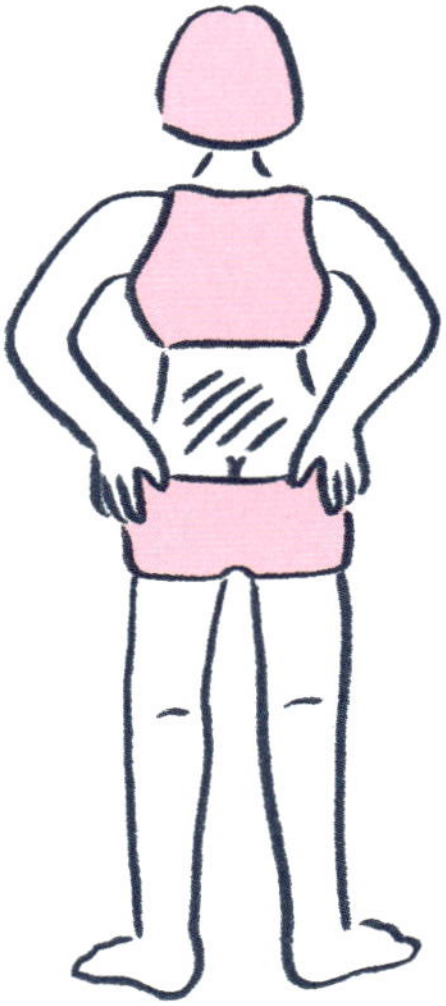

〈アロマオイルの作り方⇒P.024〉

アロマオイル（100円玉くらいの量）を腰からお尻に塗る。

STEP 2 両ひざを抱えてストレッチ。

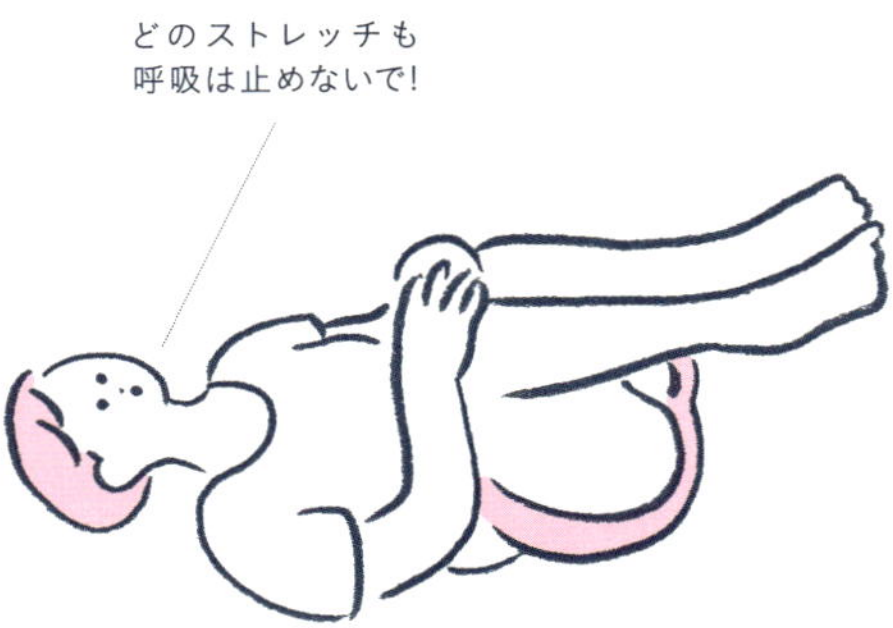

あお向けに寝て両ひざを抱え、腰の筋肉を伸ばして5秒間キープする。

（おすすめの精油）

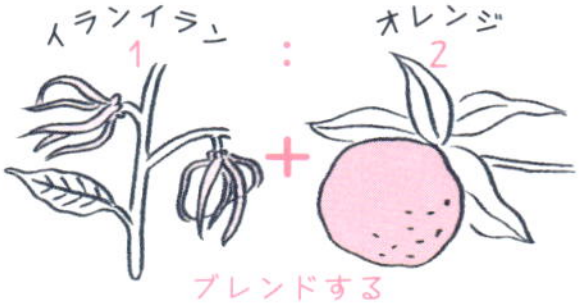

イランイランは心を解放し、オレンジは血流を促してリラックスさせます。

STEP 3 片ひざを抱えてストレッチ。

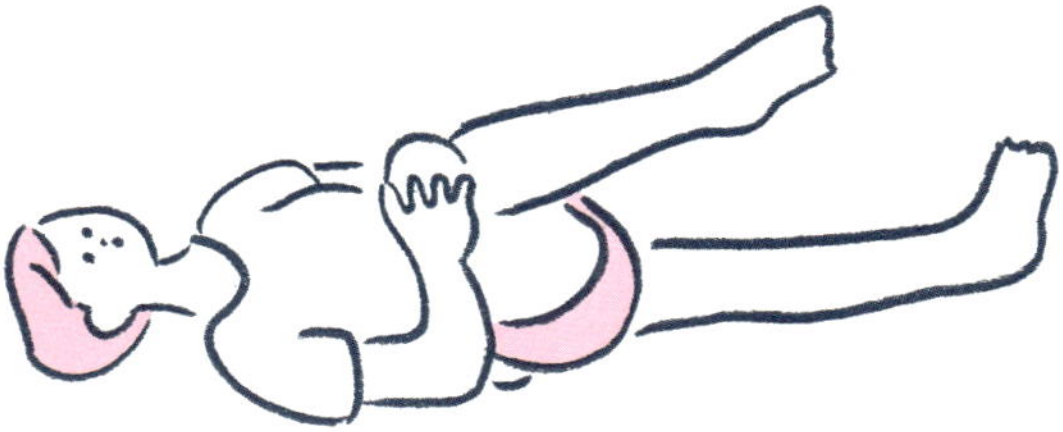

片ひざを抱え、
伸ばしている方の足先をさらに伸ばして
5秒間キープする。反対側も同様に。

STEP 4 お尻のストレッチ。

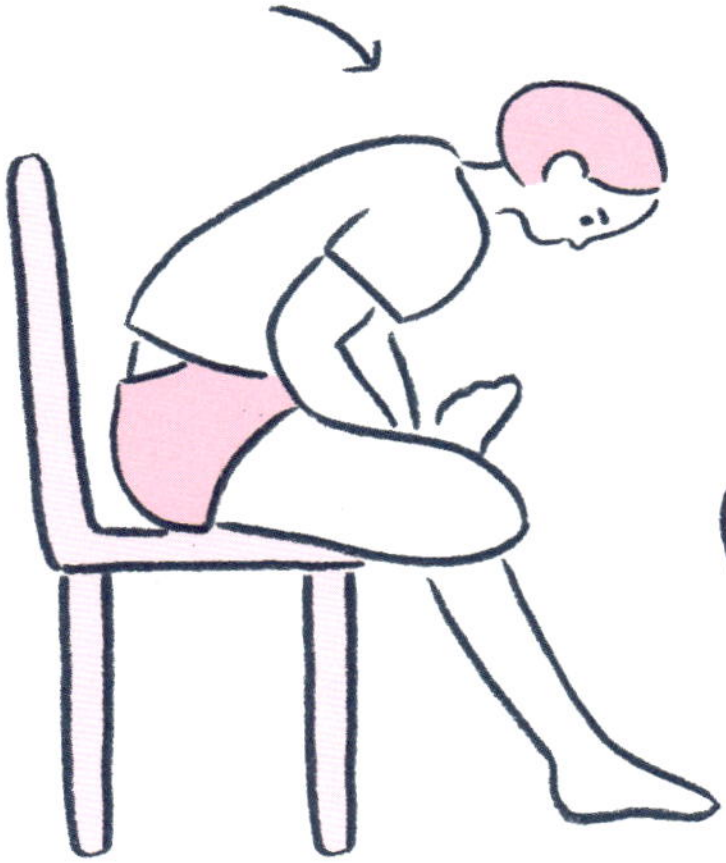

いすに座り、足首を反対側のひざにのせる。
体を前に倒し、伸びを感じるところで
5秒間キープする。反対側も同様に。

フェイシャル

1 耳からの遠隔操作でパッと輝く顔色に

顔色をよくする耳もみケア

パソコンやスマホを一日中見ている人は要注意。顔の筋肉が凝り固まり、顔色が悪くなっているかもしれません。そんなときは耳をもみましょう。顔ではなく耳をもむのは意外なようですが、耳は顔につながる毛細血管が集まっている場所。ここをほぐすと一気に顔色がよくなります。指先にアロマオイルをつけると、香りが鼻にスッと入り、顔の緊張も緩みやすくなりますよ。

STEP 1 耳をもむ。

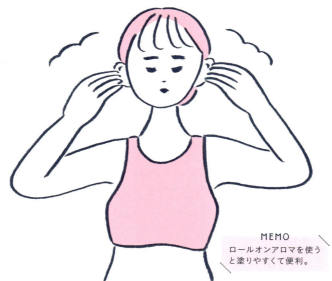

MEMO
ロールオンアロマを使うと塗りやすくて便利。

〈ロールオンアロマの作り方⇒P.025〉

アロマオイルを指先につけ、親指と人差し指で耳を挟み、上から下までまんべんなくもむ。

（おすすめの精油）

パルマローザ

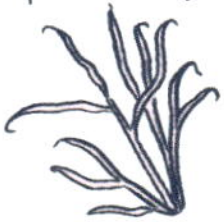

ローズ

パルマローザはローズに似た香りで緊張を緩和し、ローズは心を安定させて美肌へ導きます。

STEP 2 耳を引っ張る。

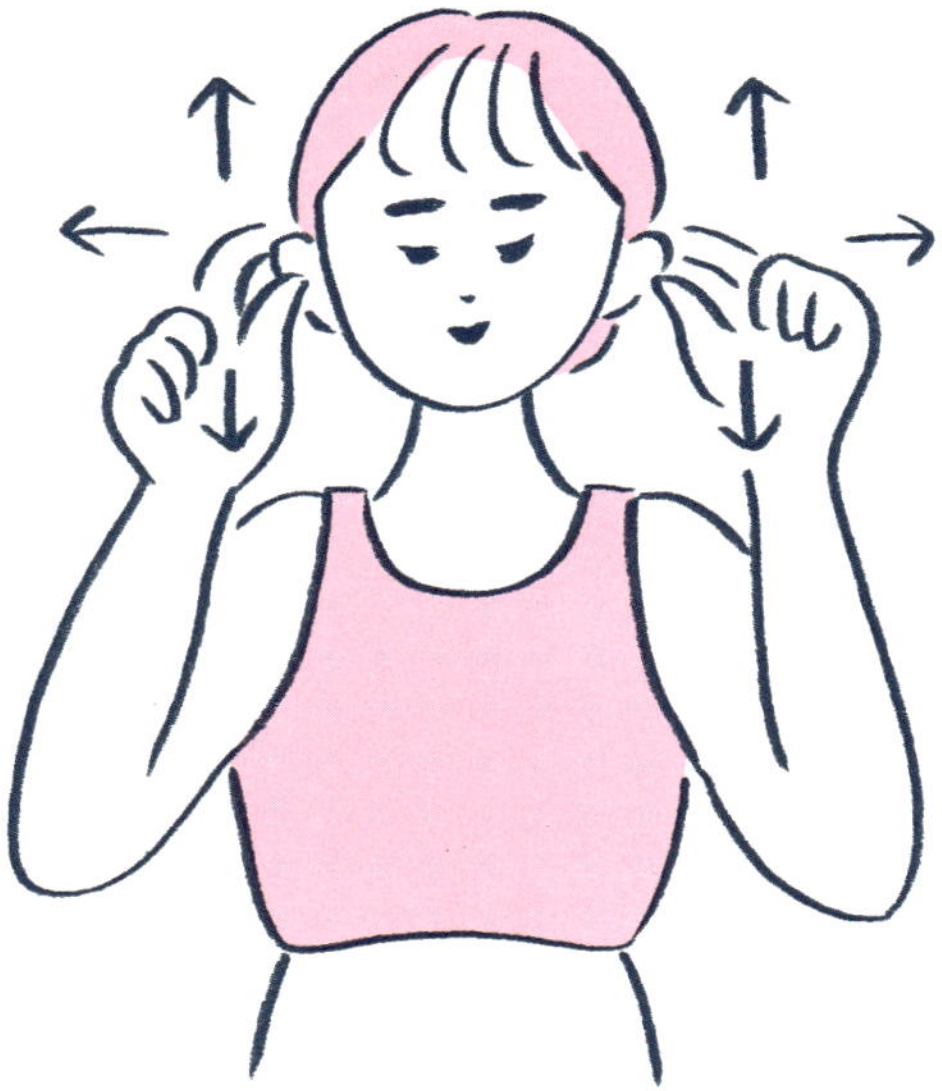

親指と人差し指で耳を挟み、
上、横、下にそれぞれ3秒間ずつ引っ張って離す（3回）。

2 夢じゃない！ 2ステップで憧れの小顔に

むくみを取るオイルマッサージ

朝、鏡を見て、自分のむくんだ顔にハッとしたことはないでしょうか。不規則な生活や睡眠不足が続くと、顔に老廃物や水分が溜まりやすくなります。それを解消するためにおすすめしたいのが、リンパの流れを促す2ステップのマッサージ。まずは、滞っているリンパを耳のリンパ節へ流し、さらに鎖骨のリンパ節へ流すイメージで行って。すっきり小顔はすぐそこです！

STEP 1 中心から耳に向かってさする。

手のひらは位置を少しずつずらします。

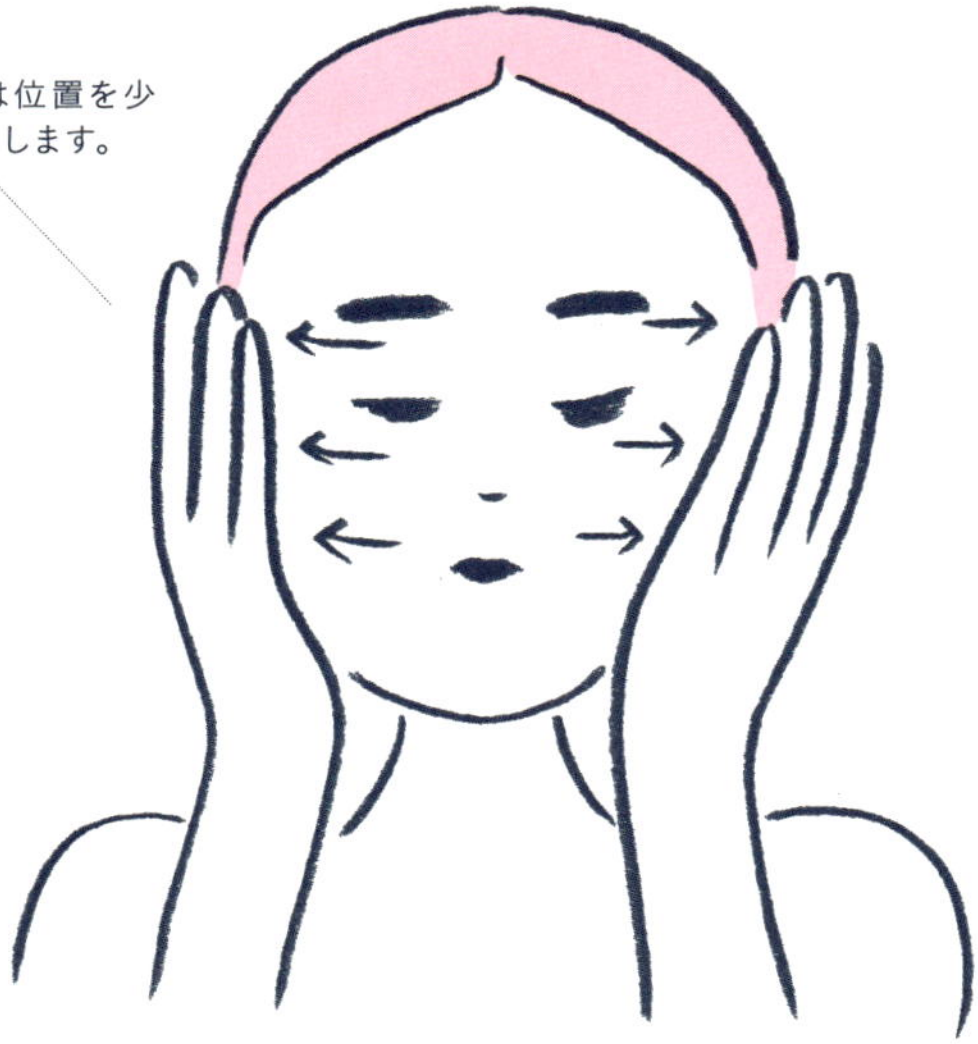

〈アロマオイルの作り方⇒P.024〉

アロマオイル（1円玉くらいの量）を顔全体に塗る。
手のひらを密着させ、顔の中心から耳へ向かってスライドさせる（6回）。

（おすすめの精油）

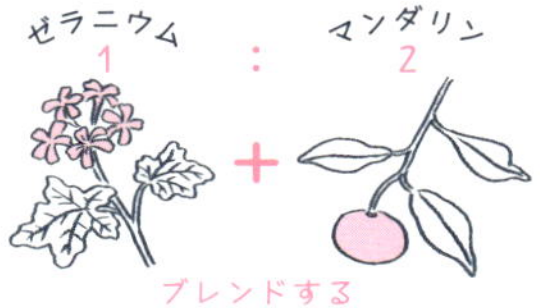

ゼラニウムはむくみを緩和し、マンダリンは甘い香りで心を明るくします。

STEP 2 耳から鎖骨に向かってさする。

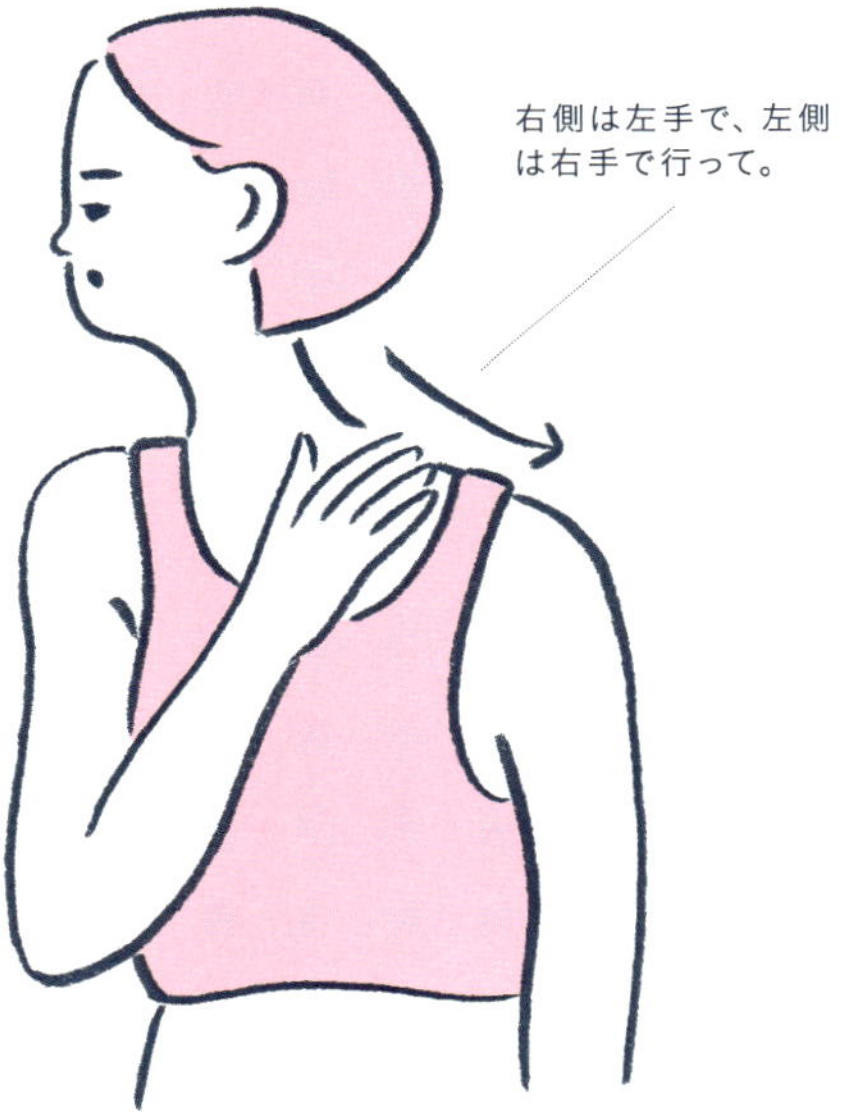
右側は左手で、左側は右手で行って。

手のひらを耳たぶの下に当て、鎖骨に向かって下ろす（6回）。
反対側も同様に。仕上げにボディクリームで保湿する。

3 疲れやすい頬骨まわりを集中ケア

顔の疲れを取るオイルマッサージ

一日頑張った後は、体だけでなく顔も疲れています。特に頬骨のあたりは老廃物が溜まりやすいので、疲れが溜まって老け顔になる前にケアしましょう。アロマオイルを顔全体に塗り伸ばしたら、頬骨の下に指を当て、強めのタッチで内側から外側にさすります。老廃物を流すイメージで行うのがポイント。フローラルな香りに包まれながら、ゆったりと指先を動かしましょう。

STEP 1 顔にオイルを塗る。

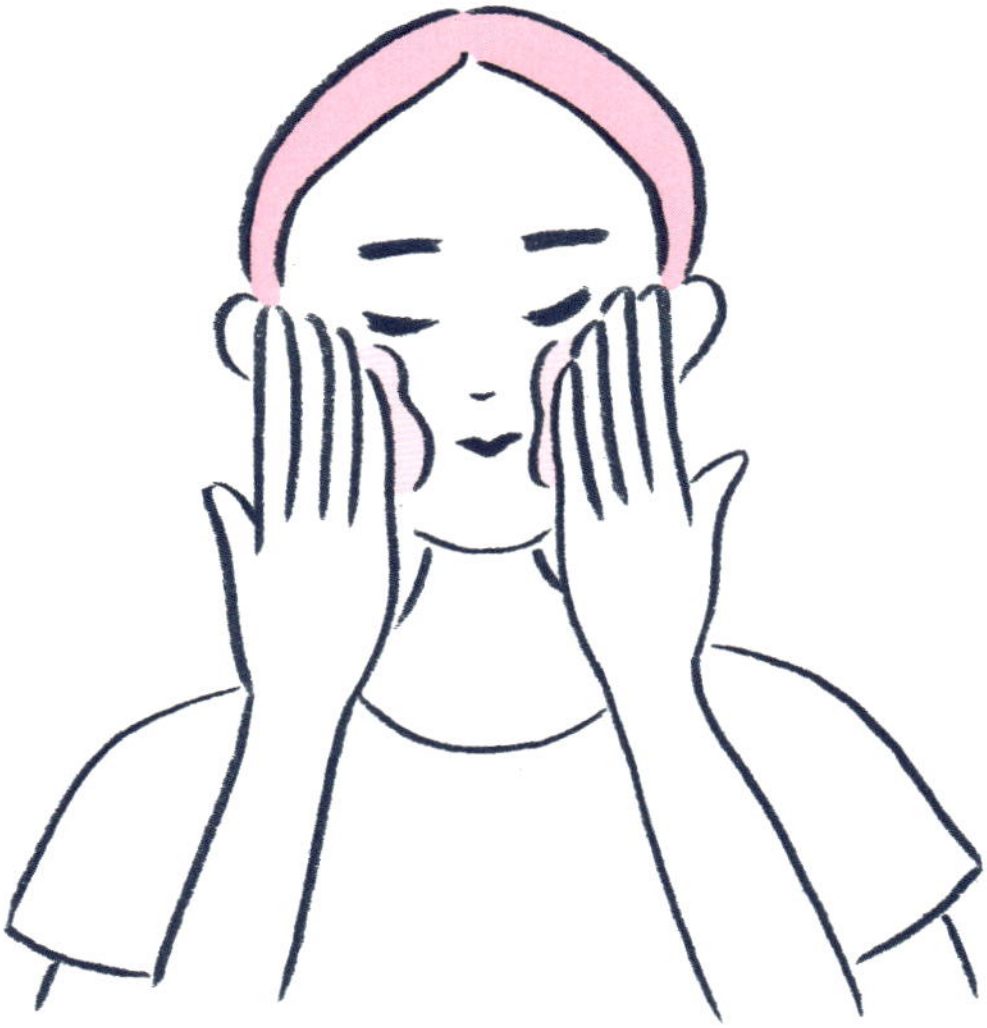

〈アロマオイルの作り方⇒P.024〉

アロマオイル（1円玉くらいの量）を顔全体に塗る。額は下から上へ、ほおは中心から外側へ、あごはあご先から耳へ軽くなでるようにする。

（おすすめの精油）

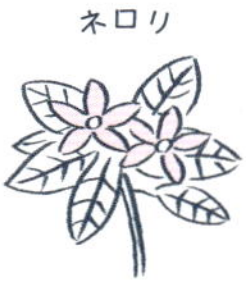

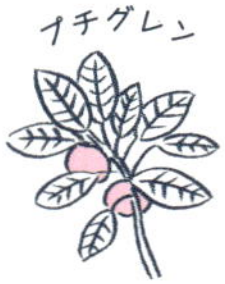

ネロリはビターオレンジの花、プチグレンは枝葉から抽出され、スキンケアにおすすめです。

STEP 2 頬骨の下をさする。

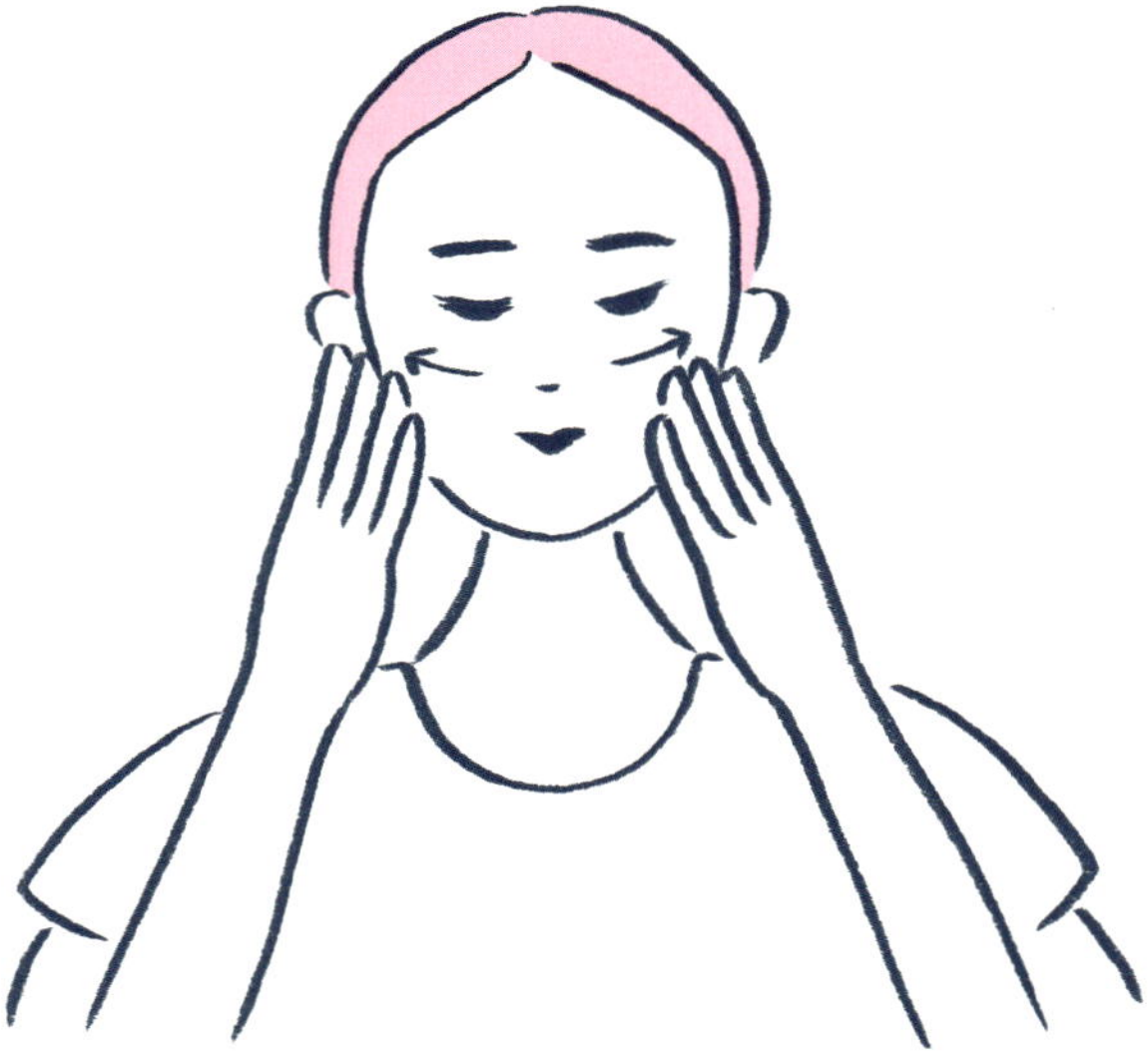

頬骨の下に3本の指を当て、内側から外側に向かってさする（6回）。
仕上げにクリームで保湿する。

フェイシャル

4 緊張でガチガチになったときの処方せん

表情を豊かにする緊張ほぐしケア

人前に出るのが苦手なのに、面接やプレゼンで話さなければいけない……。そんなとき、緊張感がそのまま顔に出て、堅苦しい表情になってしまう人も多いのではないでしょうか。こわばった顔を緩めるのに役立つのが、咬筋《こうきん》をほぐすケア。華やかな香りのアロマオイルを指先につけ、香りを嗅ぎながら指をくるくる動かすと、緊張がほぐれて表情もやわらかくなります。

咬筋をほぐす。

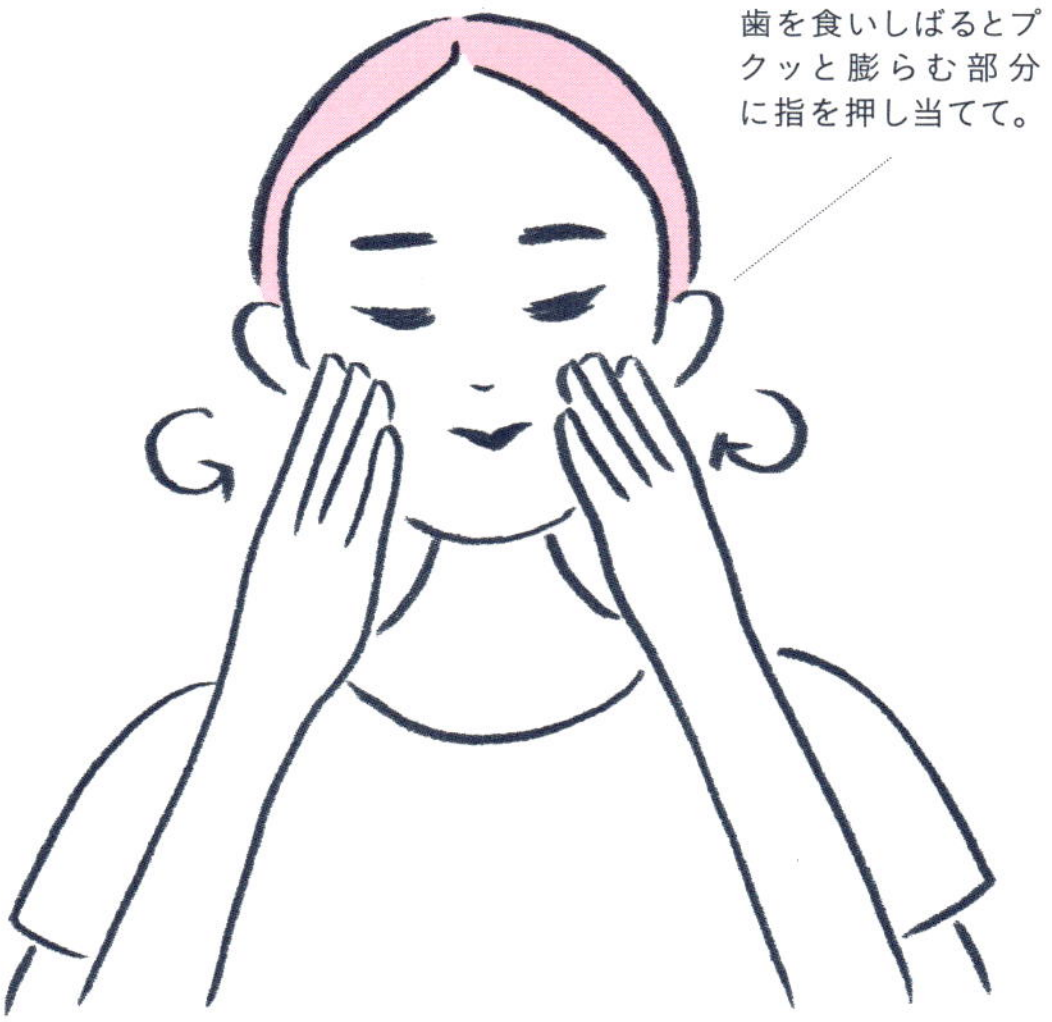
歯を食いしばるとプクッと膨らむ部分に指を押し当てて。

〈アロマオイルの作り方⇒P.024〉

指先にアロマオイルをつけて咬筋（耳の前からエラあたり）に押し当て、
くるくると回してほぐす。

（おすすめの精油）

ジャスミン

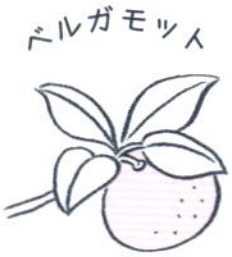
ベルガモット

ジャスミンは心を温めて自信を与え、ベルガモットは緊張や不安をやわらげます。

＼これもおすすめ／

香りのティッシュを忍ばせる

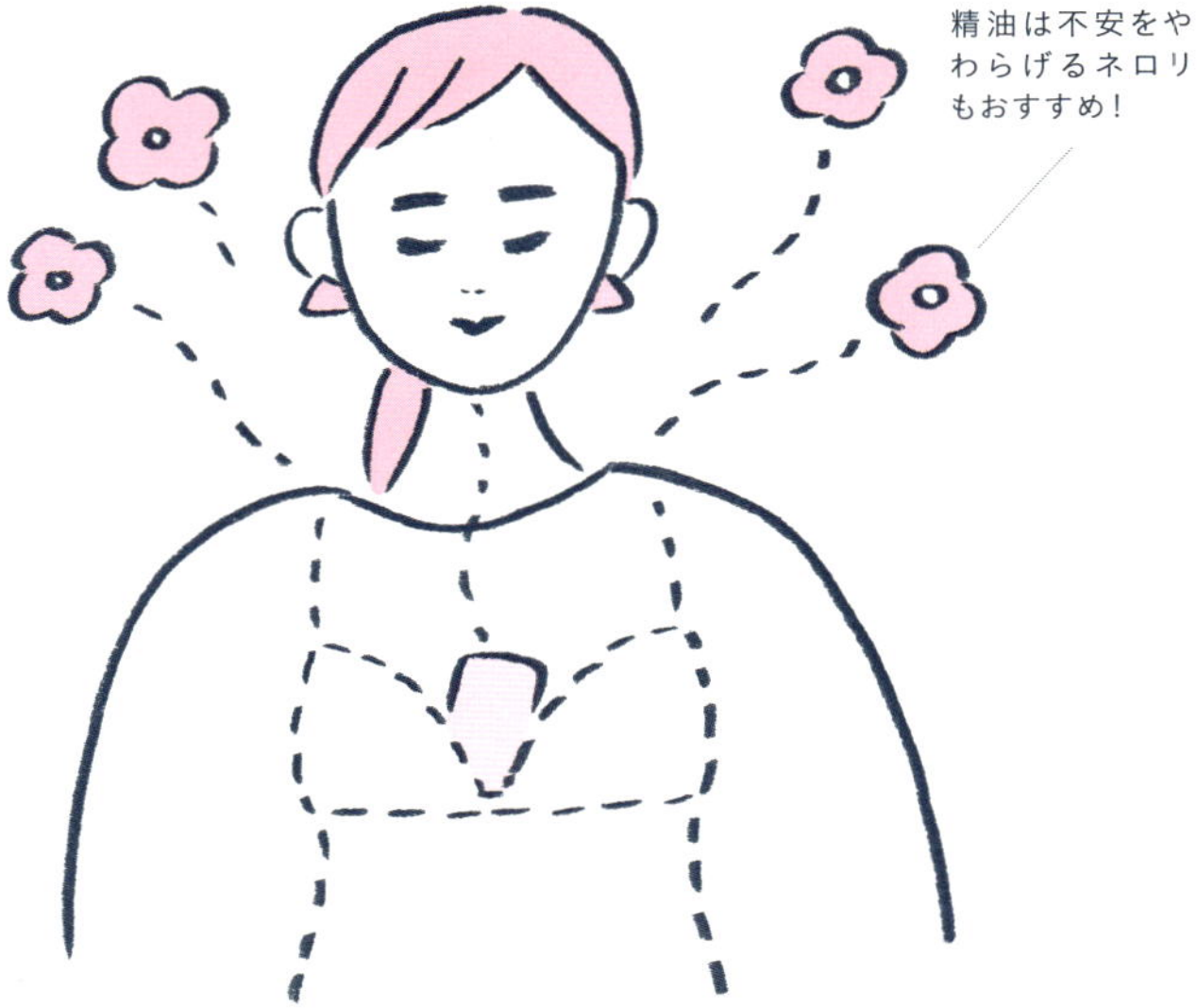
精油は不安をやわらげるネロリもおすすめ！

ティッシュに精油を１滴垂らす。精油が直接、肌につかないように折りたたみ、ブラジャーの谷間に挟み込む。温まると香りが立ち上り、香りによって緊張がほぐれる。

5 ぼんやり鼻をシュッとさせて若さをキープ

老け顔を予防するオイルマッサージ

顔年齢は鼻にも表れることを知っていますか？　年齢を重ねると小鼻のまわりがむくみ、輪郭がぼんやりとしてきます。若々しく見せるためには、鼻の脇のリンパの滞りをなくし、鼻筋をシュッと見せましょう。スキンケア効果の高い精油を入れたアロマオイルを顔全体に塗り伸ばしたら、鼻の脇をやさしくさすり下ろします。これを習慣にして、すっきりとした印象を保って。

STEP 1 顔にオイルを塗る。

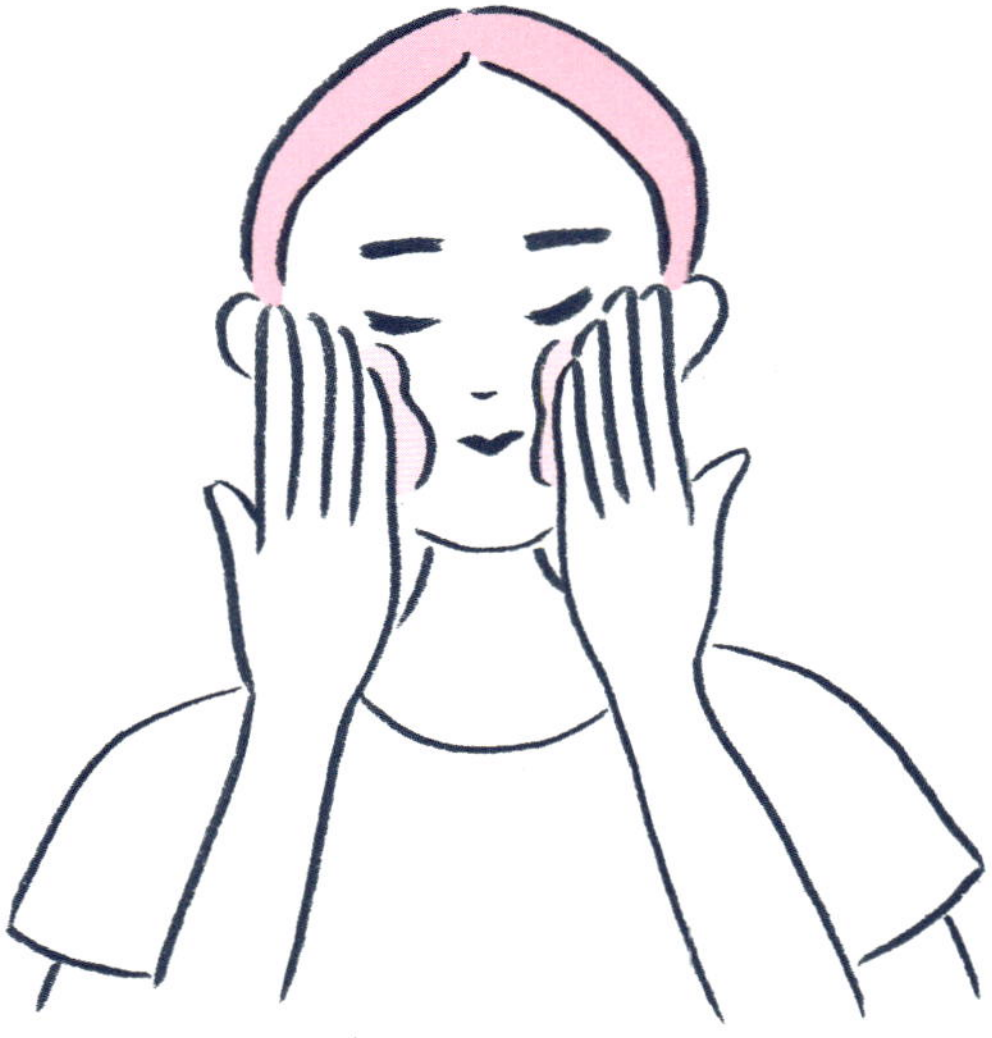

〈アロマオイルの作り方⇒P.024〉

アロマオイル（1円玉くらいの量）を顔全体に塗る。額は下から上へ、ほおは中心から外側へ、あごはあご先から耳へ軽くなでるようにする。

（おすすめの精油）

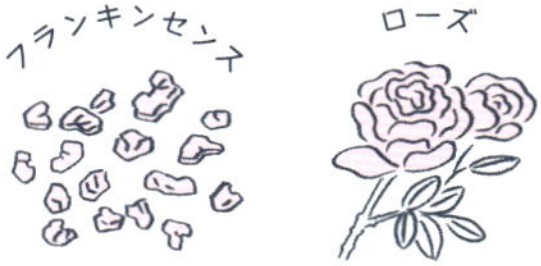

フランキンセンスはたるみを予防し、ローズは細胞の成長を促して肌を美しく保ちます。

STEP 2 鼻の脇をさすり下ろす。

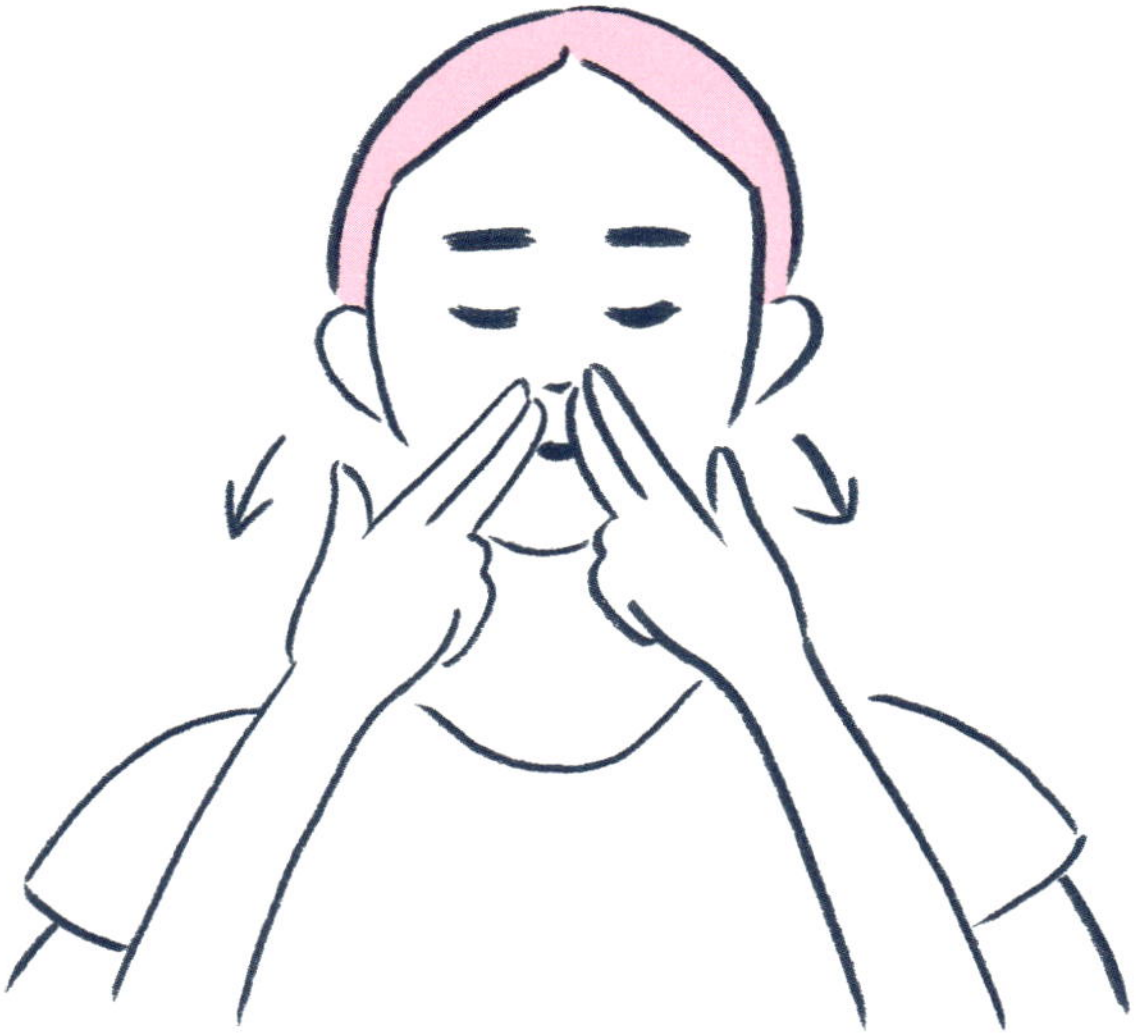

目頭あたりに人差し指と中指を当て、小鼻に向かって軽くさすりおろす（6回）。
仕上げにクリームで保湿する。

6 鎖骨ケアでモデル級のフェイスラインに

デコルテすっきり 鎖骨下マッサージ

フェイスラインをシャープに見せるためには、首から胸元にかけてのデコルテをほぐすのが効果的。アロマオイルを塗って滑りをよくしたら、鎖骨の下を内側から外側に向かってさすりましょう。鎖骨の下には大胸筋という筋肉がありますが、ここが硬くなっていると首や顔まわりにも影響が出て、むくみやすくなります。こわばった筋肉をほぐすように行うのがコツです。

鎖骨の下をさする。

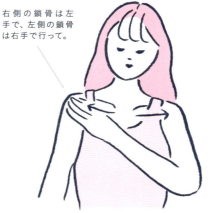

右側の鎖骨は左手で、左側の鎖骨は右手で行って。

〈アロマオイルの作り方⇒P.024〉

アロマオイル（100円玉くらいの量）を鎖骨周辺に塗る。
人差し指と中指で鎖骨を挟むように当て、中指側に力を入れて内側から外側に向かってさする（6回）。

-（おすすめの精油）-

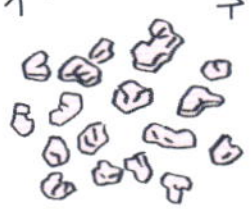

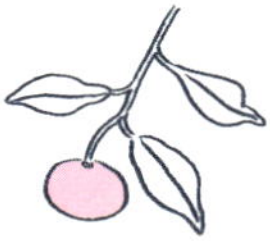

フランキンセンスは肌にハリを与え、マンダリンはむくみを軽減して引き締めます。

フェイシャル

7 鎖骨をほぐしてグッタリから脱出！

疲労回復のための鎖骨のくぼみケア

何をするのもおっくうになるほど、疲れが溜まってしまったとき、まずは体を休めるのが一番ですが、鎖骨のくぼみをマッサージしてみて。鎖骨の内側は、全身を巡ったリンパが集まる重要な部分。ここをほぐしてリンパの流れをよくすると、老廃物の排出がスムーズになり、疲れも抜けやすくなります。血液循環をよくする働きのある精油を使うと、さらに効果が高まります。

鎖骨の上をさする。

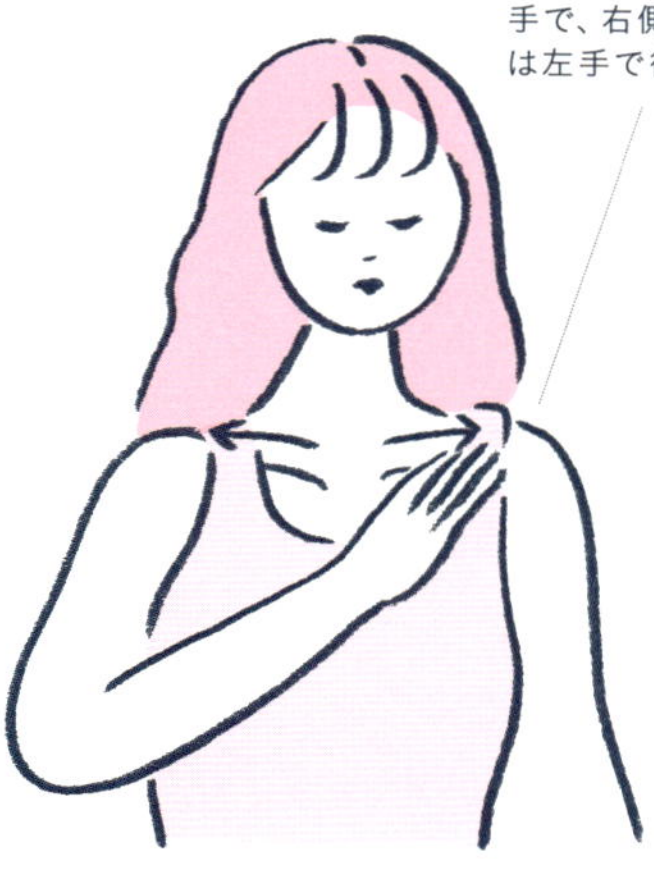

左側の鎖骨は右手で、右側の鎖骨は左手で行って。

〈アロマオイルの作り方⇒P.024〉

アロマオイル（100円玉くらいの量）を鎖骨周辺に塗る。
人差し指と中指で鎖骨を挟むように当て、人差し指側に力を入れて内側から外側に向かってさする（6回）。

-（おすすめの精油）-

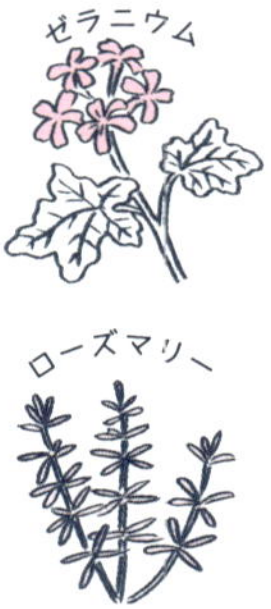

ゼラニウムはストレスによる疲れを軽減し、ローズマリーは心と体を活性化します。

8 ギュッとなった頭を解放してゆるゆるに

頭の疲れを取る頭皮マッサージ

パソコン作業など、長時間のデスクワークが続くと、目や頭が疲れて、頭痛を引き起こす可能性があります。そうなる前に、こまめに頭皮をマッサージしてほぐしましょう。指先にアロマオイルをつけたら、頭全体を指でクルクルと円を描くように圧迫します。額の生え際も忘れずに行って。血流がよくなると疲労物質が排出され、目のまわりや頭がラクになるはずです。

STEP 1 頭の後ろをほぐす

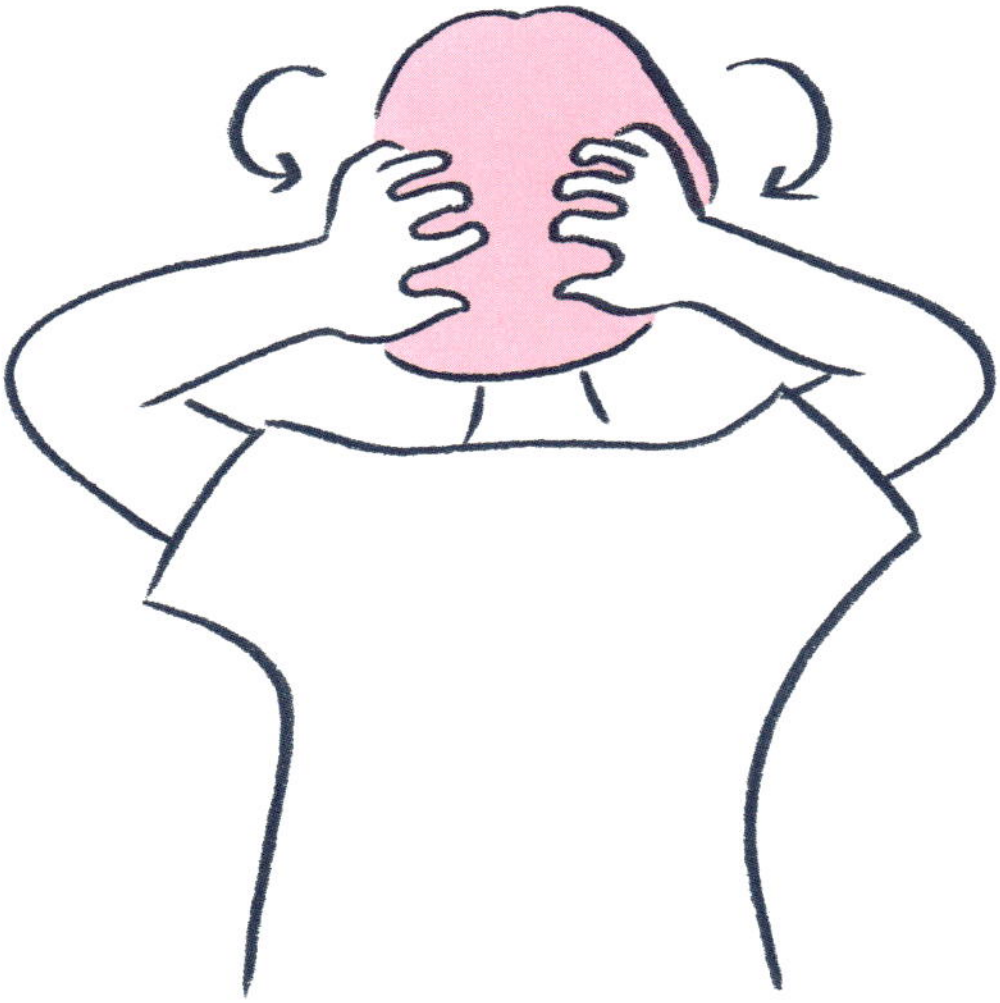

〈アロマオイルの作り方⇒P.024〉

アロマオイルを指先につける。
髪の中に指を入れて後頭部をしっかりとらえ、
円を描くようにもみほぐす。

（おすすめの精油）

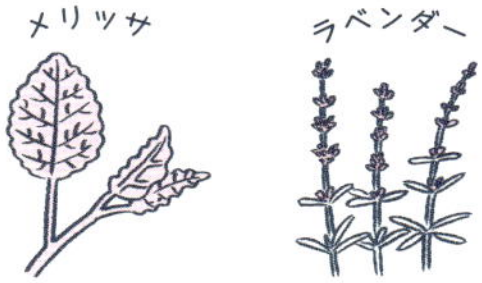

メリッサは心を落ち着かせる働きがあり、ラベンダーは緊張をほぐしてコリをやわらげます。

STEP 2 頭の横をほぐす。

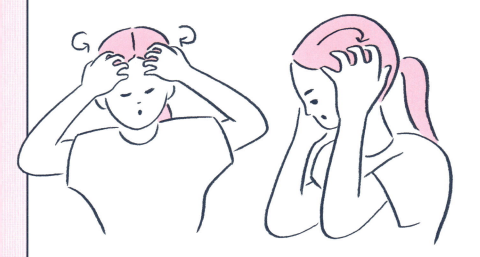

親指以外の4本の指で側頭部をしっかりとらえ、少しずつ場所を変えながら、円を描くようにもみほぐす。

STEP 3 額の生え際をほぐす。

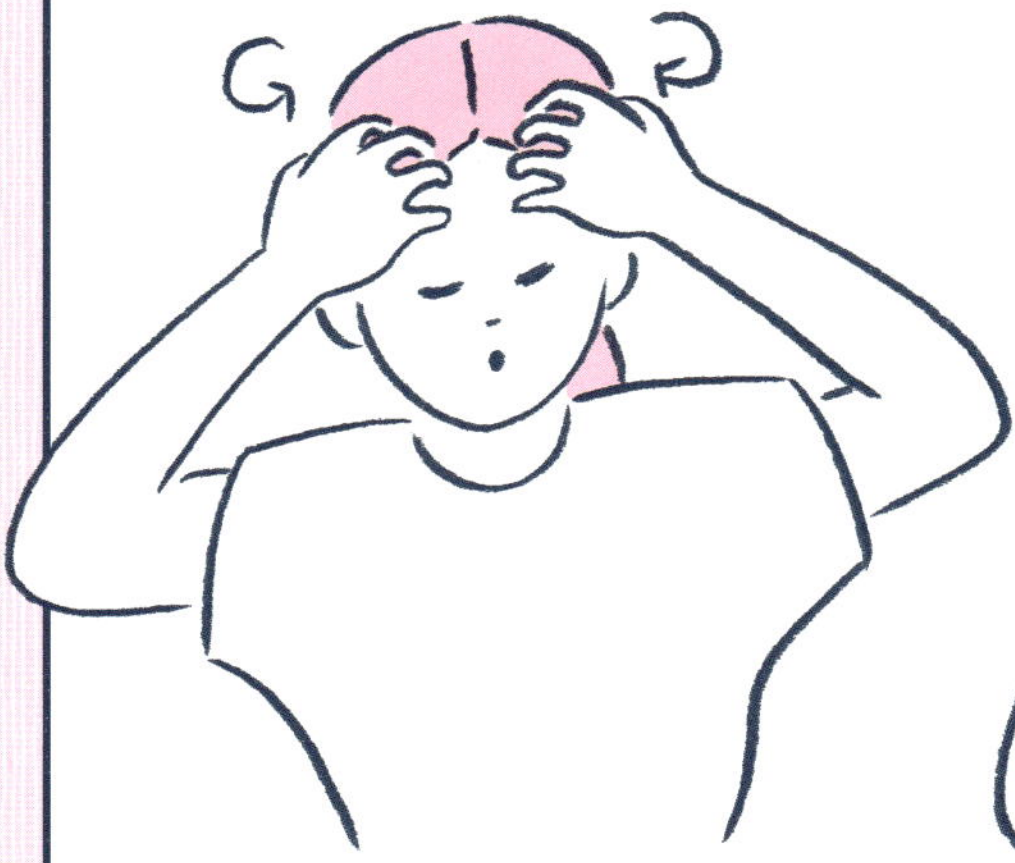

親指以外の4本の指を額の生え際に置き、少しずつ場所を変えながら、円を描くようにもみほぐす。

フェイシャル

9 香り&湯気でゆる〜くリフレッシュ

フェイシャルアロマスチーム

頭を使い過ぎて、なんだかぼんやりしているときは、フェイシャルスチームでリフレッシュしましょう。沸騰したお湯を洗面器に入れて精油を垂らしたら、湯気がなくなるくらいまで顔に当てます。蒸気をなるべく逃さないように、頭からタオルをすっぽりとかぶって。終わる頃には温かさと香りによって血行がよくなり、頭がすっきりして、視界もクリアになりますよ。

STEP 1 お湯に精油を垂らす。

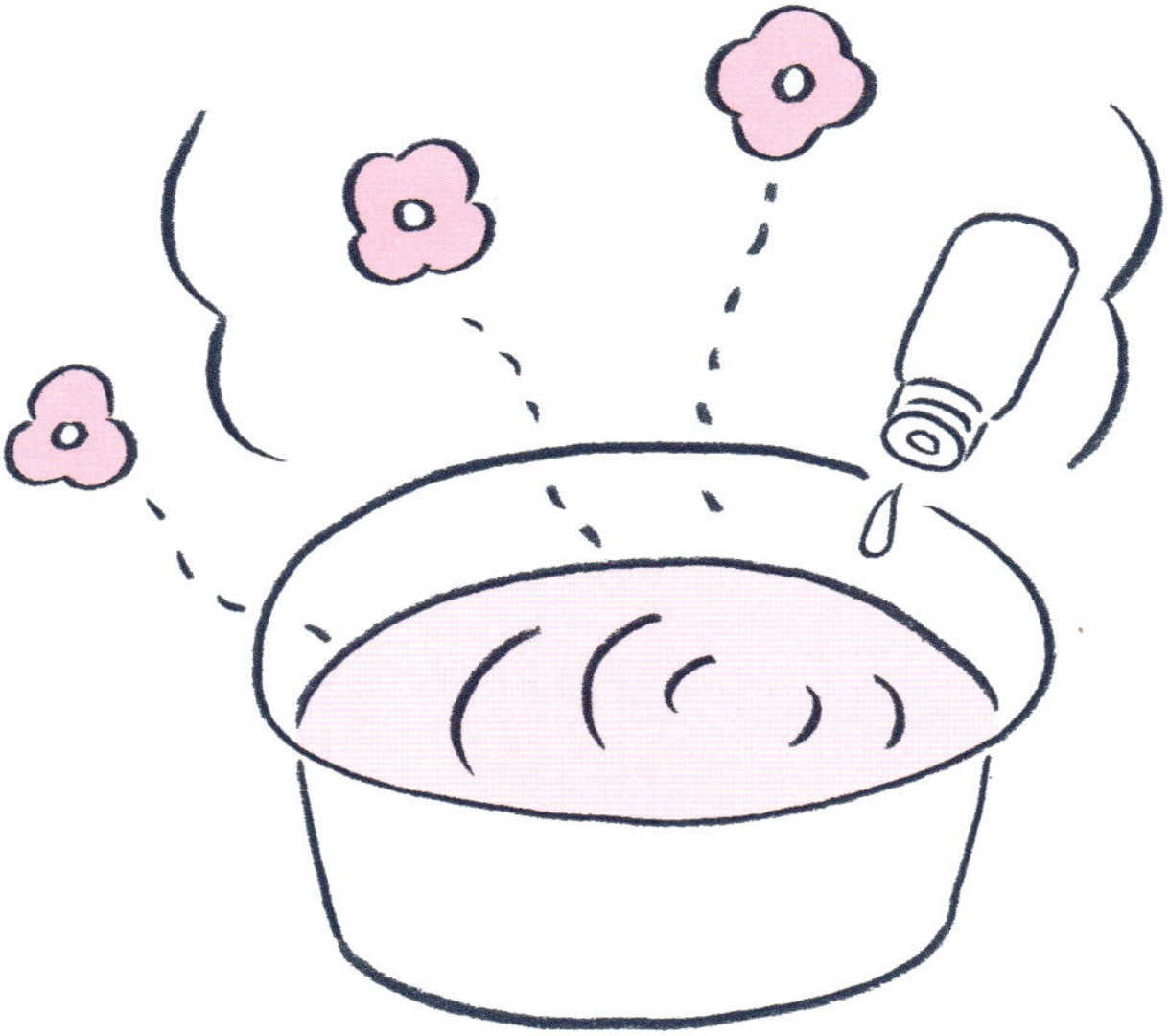

洗面器に熱めの湯を張り、精油を2〜3滴垂らす。

（おすすめの精油）

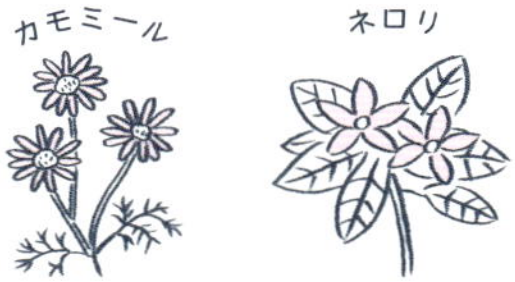

カモミールは過度な緊張や不安をやわらげ、ネロリはリラックスさせ、気分を明るくします。

STEP 2 蒸気を顔に当てる。

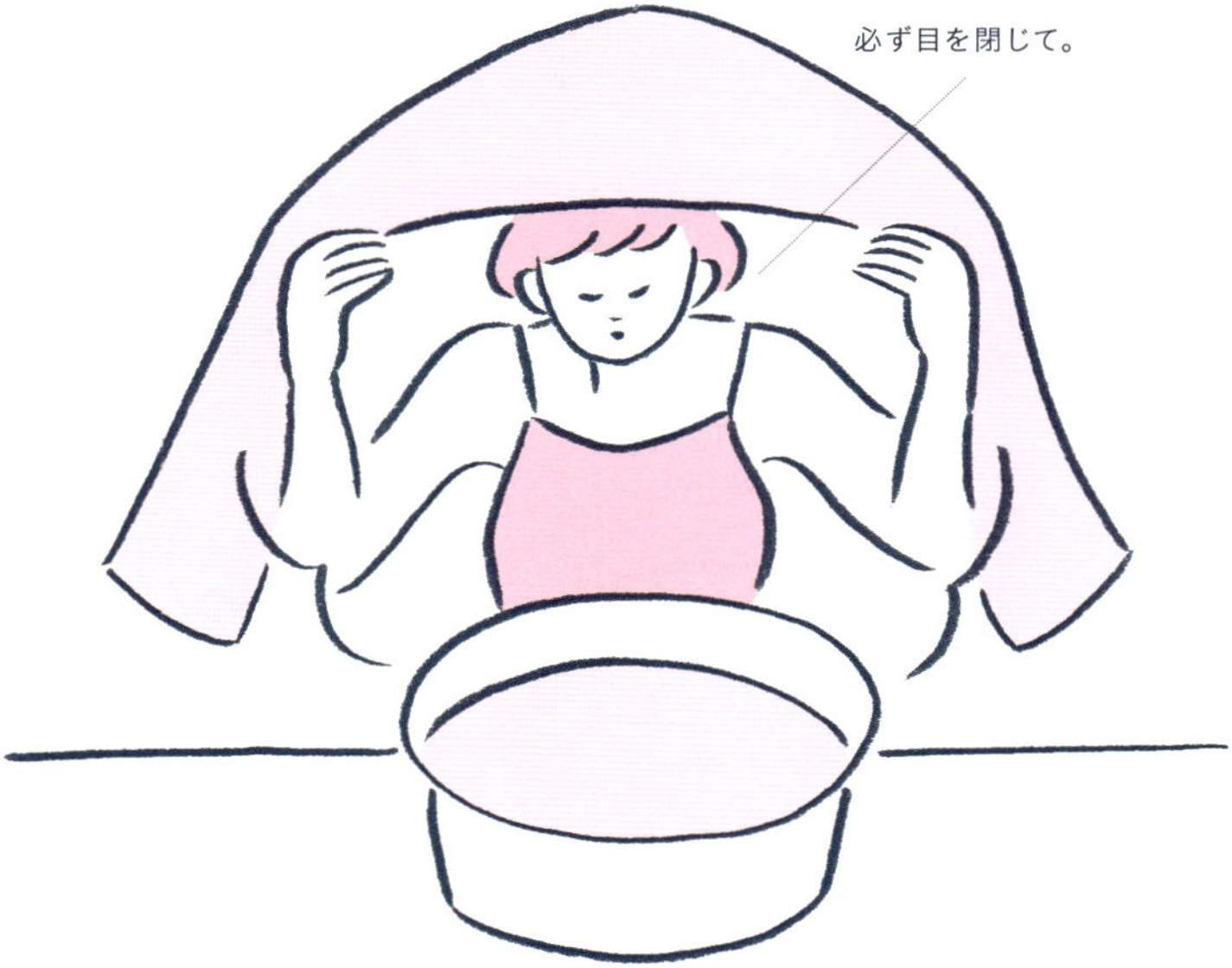

蒸気が逃げないように頭から大きめのタオルをかぶり、
湯気を10分ほど顔に当てる。

10 目の奥の頑張り屋さんをねぎらって

目や肩の疲れ解消 ホットアイマスク

デスクワークが続いて、目はショボショボ、肩はガチガチの状態になったら、ホットアイマスクで目元を温めましょう。ホットタオルの端などに精油を垂らしたら、目元に当て、おだやかな香りと温かさを感じながらひと休みして。目のまわりがフワーッと緩んで、目や肩の疲れがラクになるはずです。リラックス効果の高い精油を選べば、気持ちもホッとなごみます。

STEP 1 ホットタオルを作る。

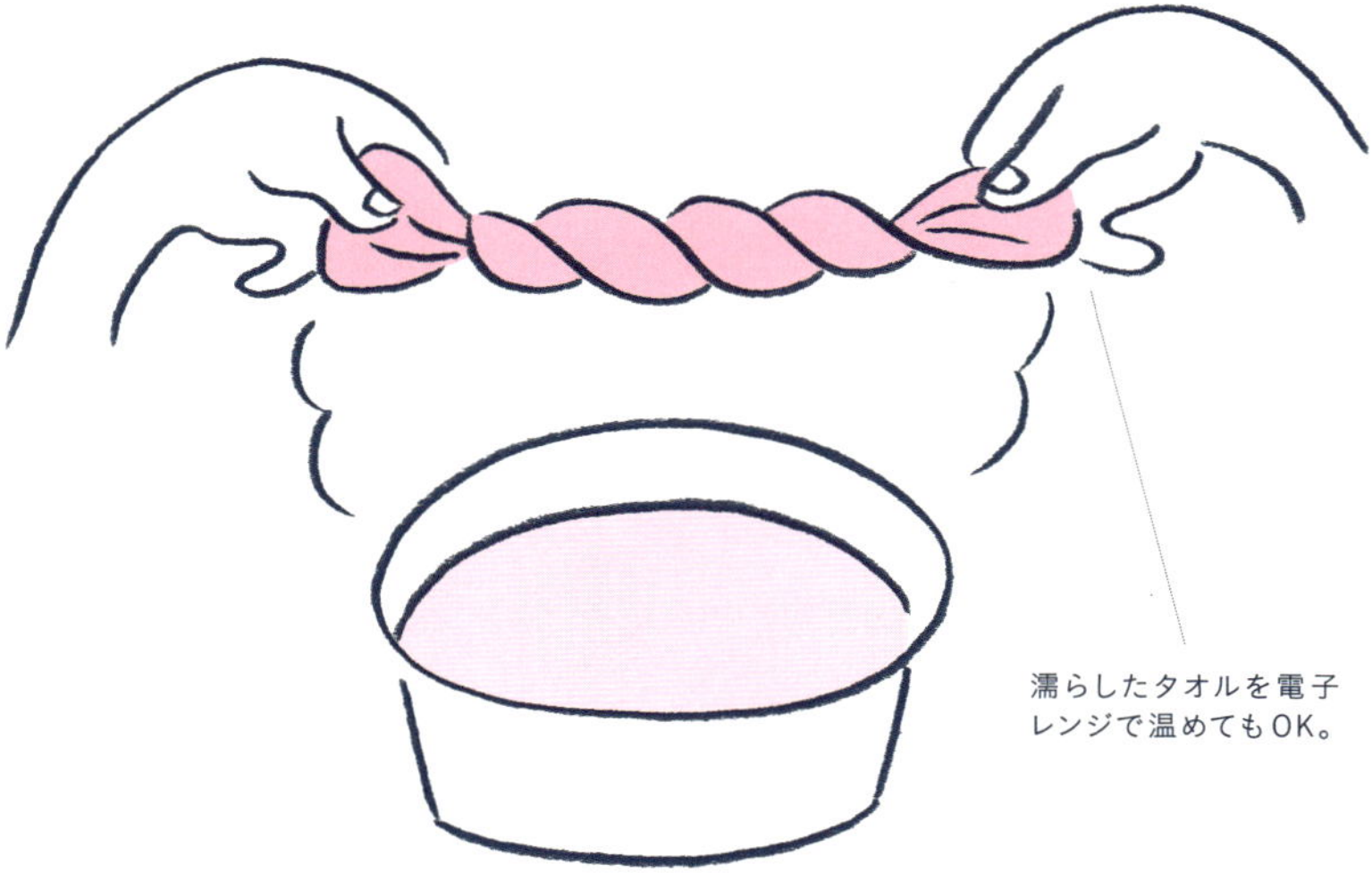

濡らしたタオルを電子レンジで温めてもOK。

たたんだタオルの両端を持って熱めのお湯につけ、両端を持って絞る。

(おすすめの精油)

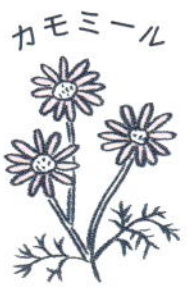

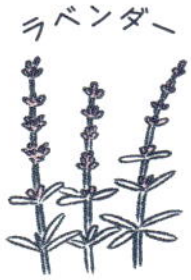

カモミール、ラベンダーはどちらも心を静めて、痛みをやわらげる作用があります。

STEP 2 目元に当てる。

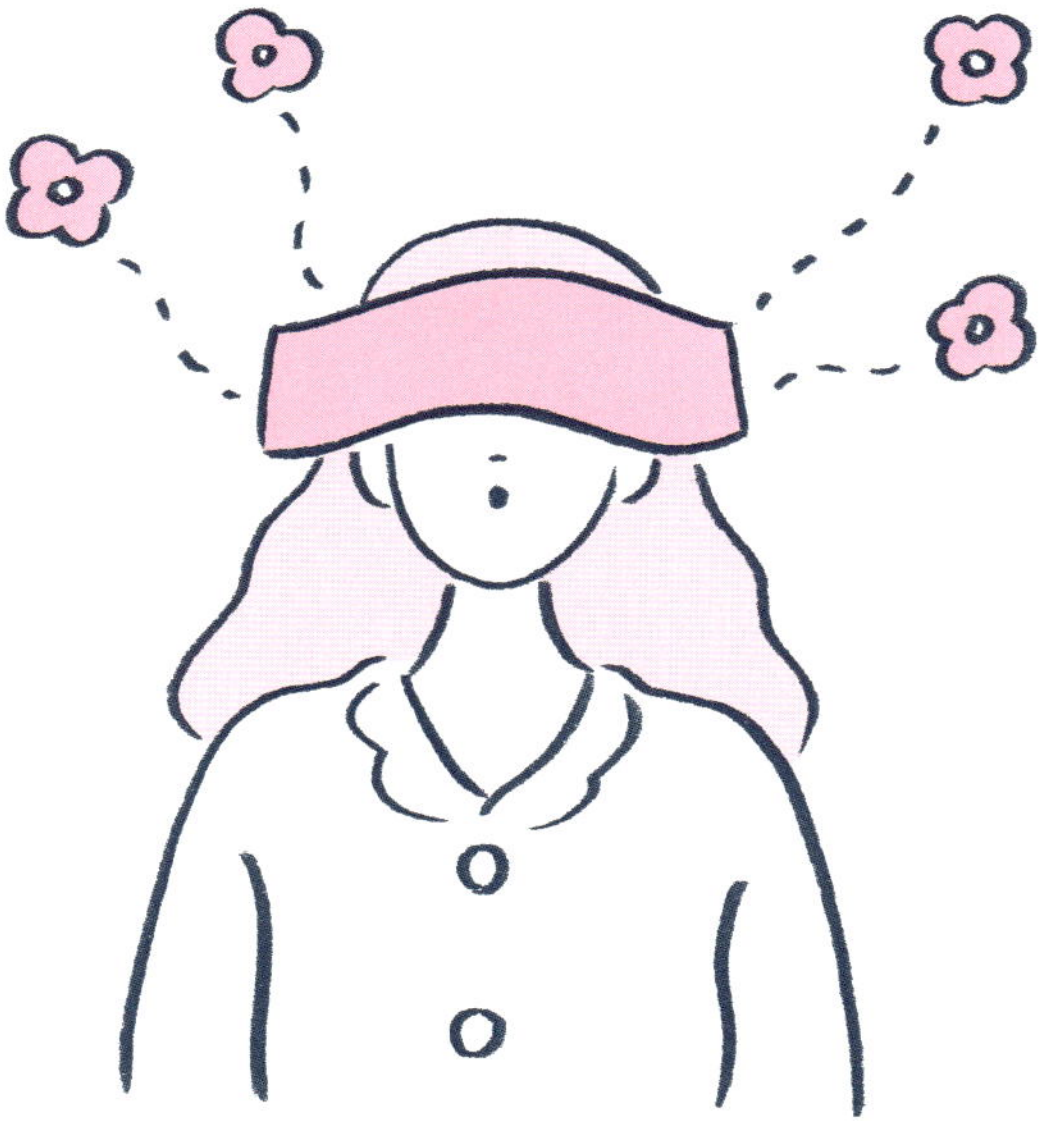

肌に直接、触れないところに精油を1滴たらし、
目元に当てる。

香りで穏やかに過ごす

日々こなさなければならない家事や仕事。
「おっくうだなぁ」と思う気持ちを、
少しでも「楽しい！」に変えたい。
そんな手助けをしてくれるのが自然の香りです。
掃除や洗濯に取り入れたり、仕事の休憩時間に使ったりすれば、
どんなことも穏やかな気持ちで取り組めます。
おでかけのときの活用法も必見です！

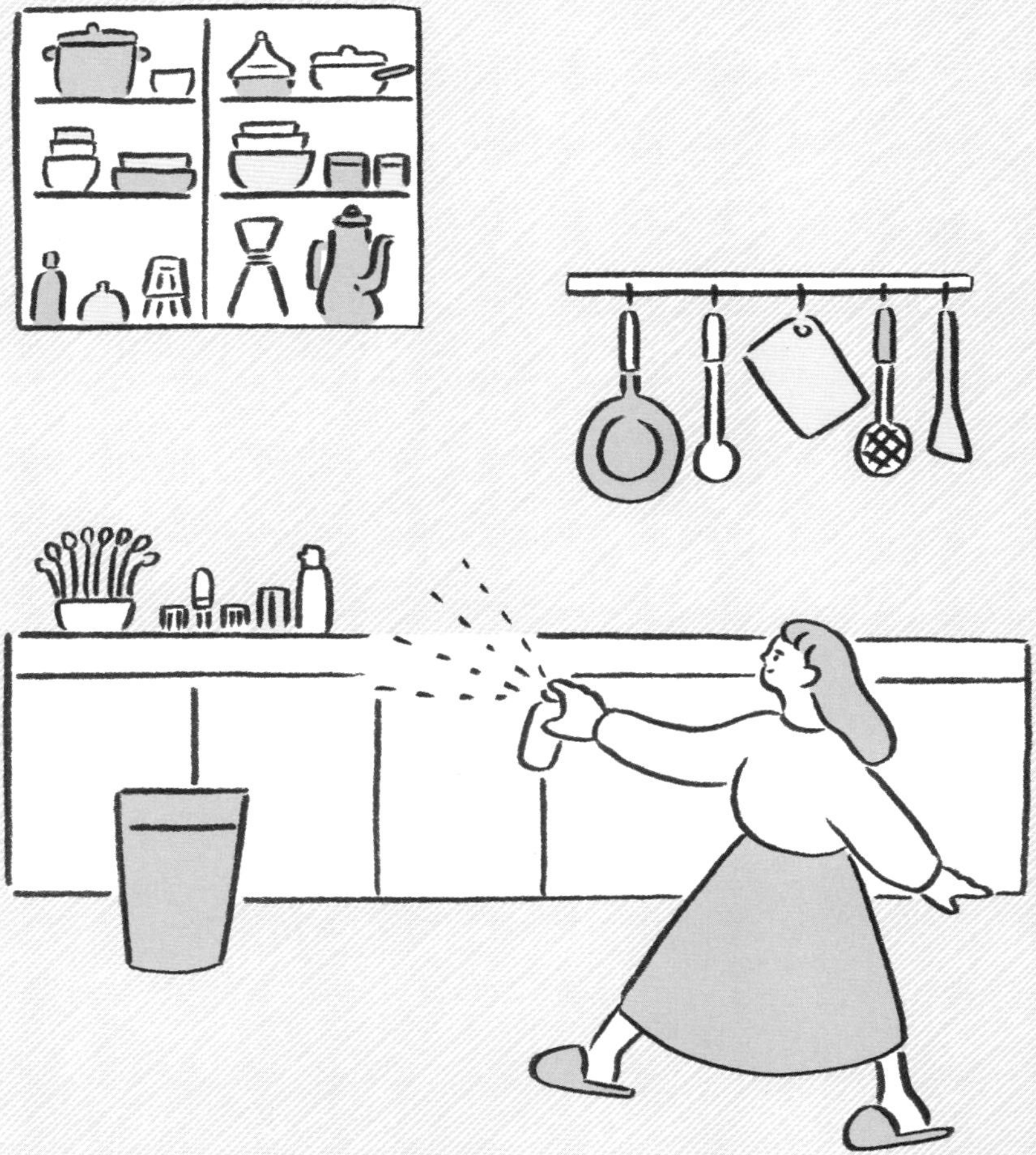

1 憂鬱な部屋干しが楽しみになる！

洗濯物のニオイを取る

最近は雨の日だけでなく、花粉が気になる、取り込む時間が遅くなるなどの理由から、部屋干し派が多いようです。そこで問題になるのが、生乾きによる洗濯物のニオイ。強い香りをつけたくはないけれど……、という人は、すすぎの際に精油を垂らしてみて。洗濯物をほのかに香らせることができます。シーツやバスタオルなど、乾きにくいものの洗濯におすすめです。

STEP 1 洗濯機に精油を垂らす。

色のある精油は、色移りに注意して。

MEMO
デリケートな素材の場合は、精油の使用を避けて。

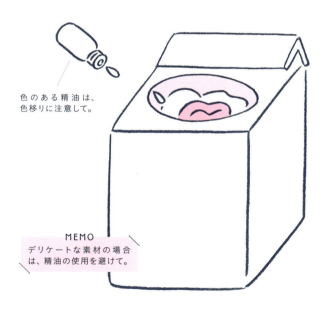

すすぎの際に、洗濯機に精油を3〜5滴垂らす。

（おすすめの精油）

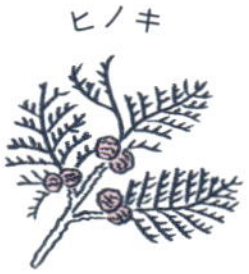

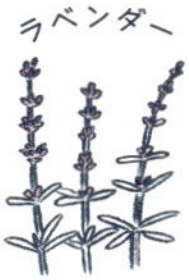

ヒノキ、ラベンダーはどちらもリラックスする香りで、抗菌作用があります。

STEP 2 部屋もいい香りに。

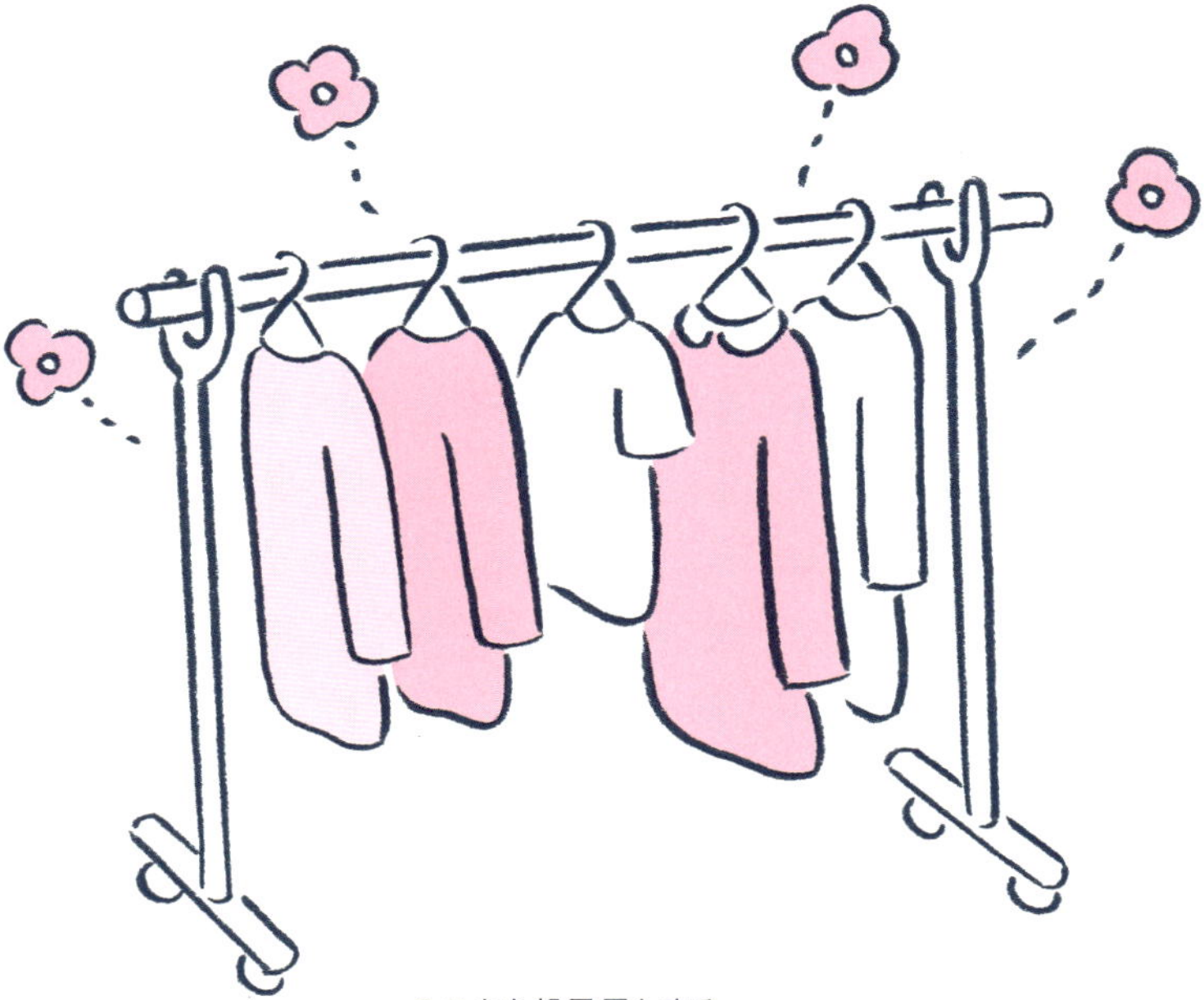

そのまま部屋干しする。
生乾きの嫌なニオイがなくなり、部屋にいい香りが広がる。

2 布にしみついたニオイをシュッと解決

ファブリック用アロマスプレー

焼き肉やタバコのニオイが、カーテンやソファにしみついてなんだか気になる。そんなときは、ファブリック用のアロマスプレーをシュッと吹きつけましょう。精油の香りで部屋全体もいい香りになります。色のついた精油は、布に移ることがあるので注意して。リビング用、寝室用など、部屋ごとに作っておくと、気になるときにすぐに使えて便利です。

STEP 1 アロマスプレーを作る。

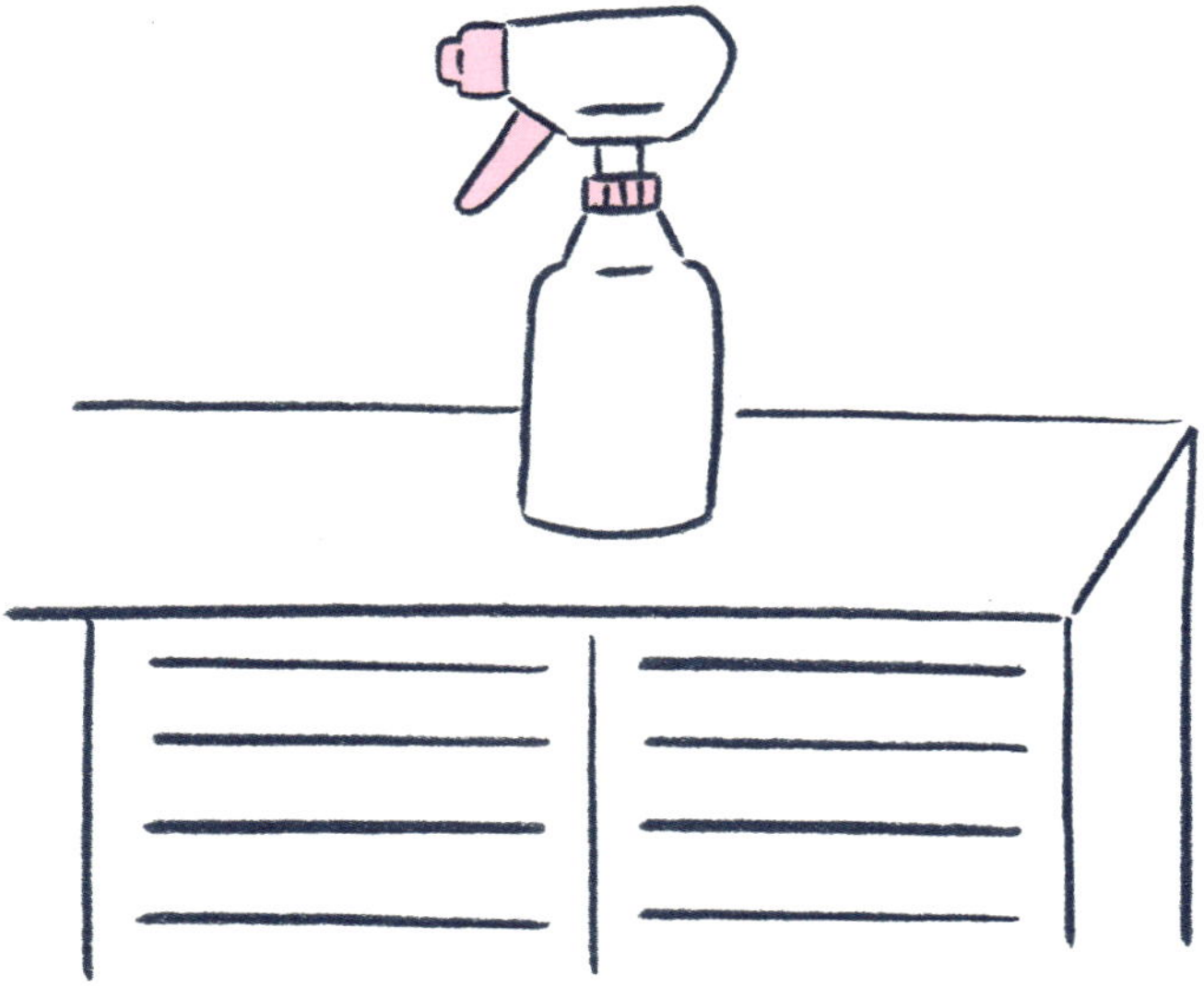

〈アロマスプレーの作り方⇒P.025〉

ファブリック用のアロマスプレーを作り、
高温多湿や直射日光を避け、手に取りやすいところに置く。

（おすすめの精油）

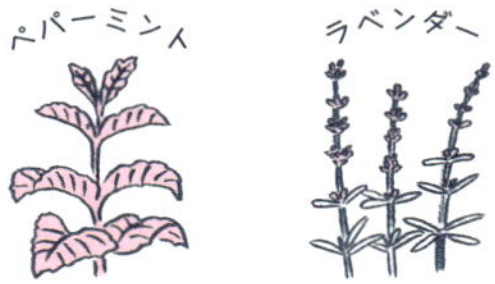

ペパーミントは気分をすっきりさせ、ラベンダーは心を落ち着けてリラックスさせます。

STEP 2 ニオイが気になったら吹きつける。

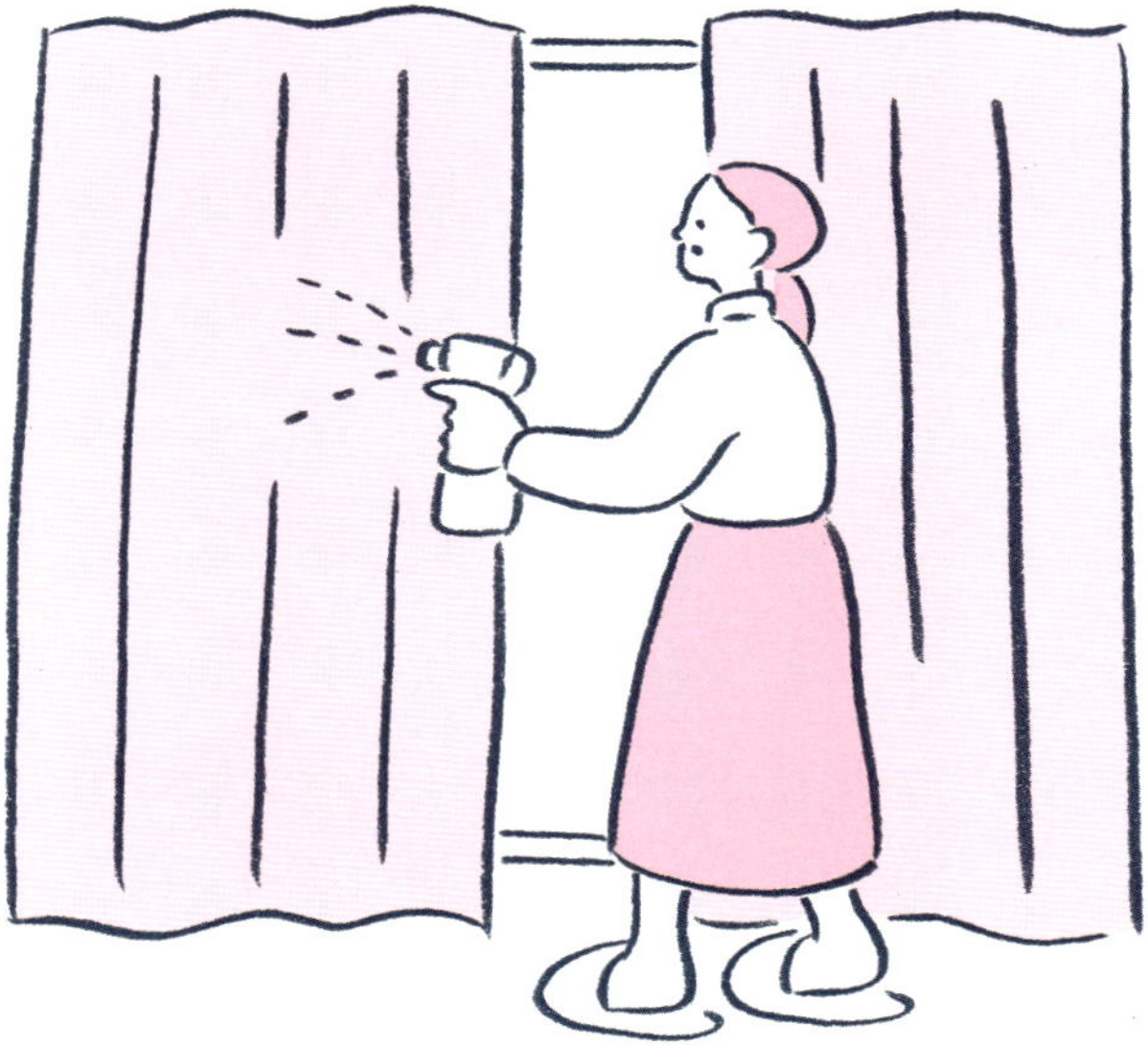

カーテンやソファ、クッション、シーツなど、ニオイが気になるところに吹きつける。
部屋もいい香りになる。

3 カーペットの見えない汚れもキャッチ

アロマ重曹でカーペット掃除

カーペットの掃除には、アロマ重曹が便利です。アロマ重曹は、重曹と精油を混ぜたもの。これをカーペットに振りかけ、少し置いてから掃除機をかけます。重曹にはニオイや汚れを吸着する性質があるので、すっきり吸い取ることができます。精油によって、部屋も掃除機からの排気もさわやかになるので、ちょっとおっくうな掃除がグッと楽しくなりますよ。

STEP 1 アロマ重曹を振りかける。

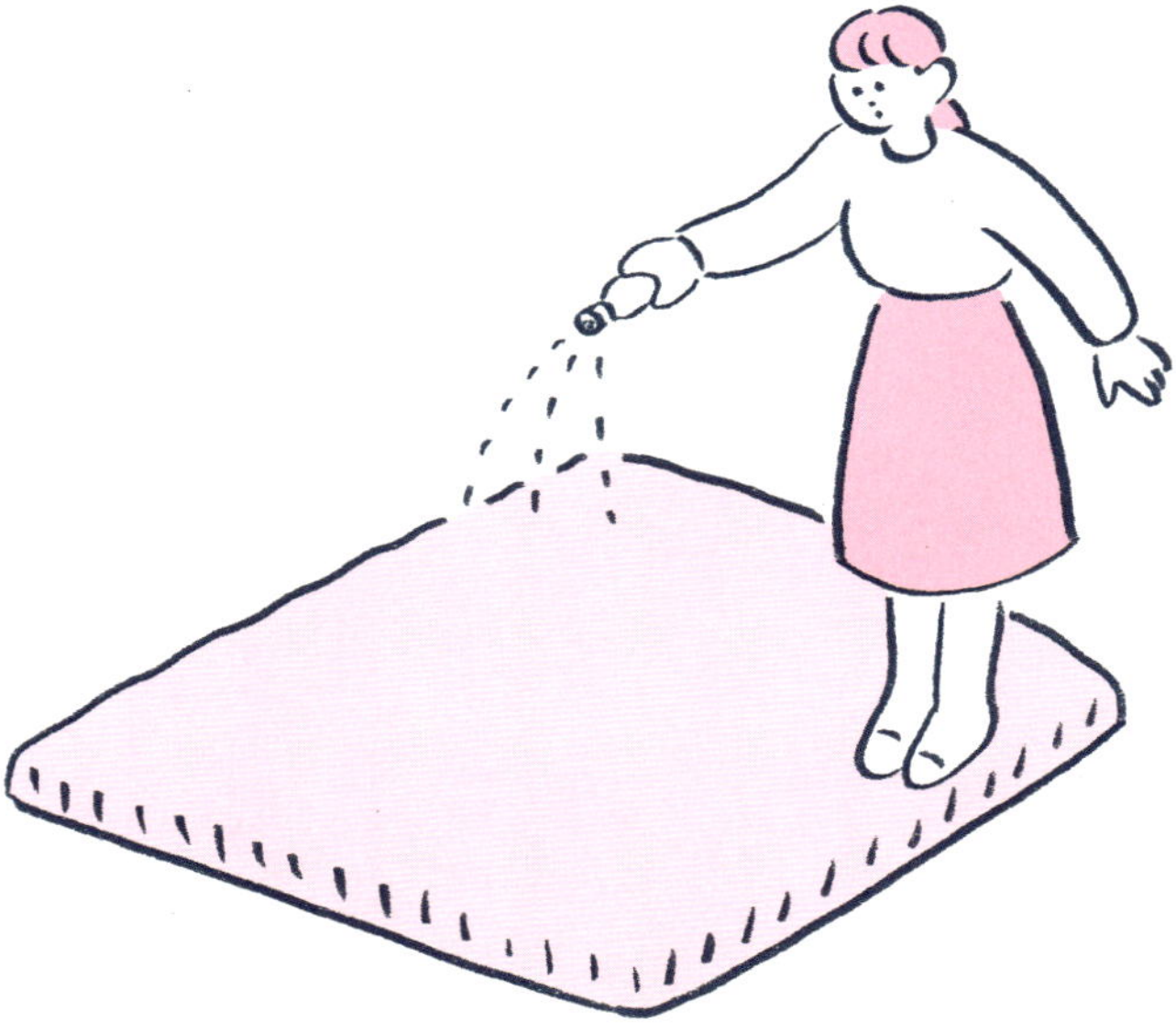

〈アロマ重曹の作り方⇒P.026〉

掃除機をかけて大きなゴミを吸い取る。アロマ重曹を穴の開いたスパイスボトルに入れ、カーペットにまんべんなく振りかける。

（おすすめの精油）

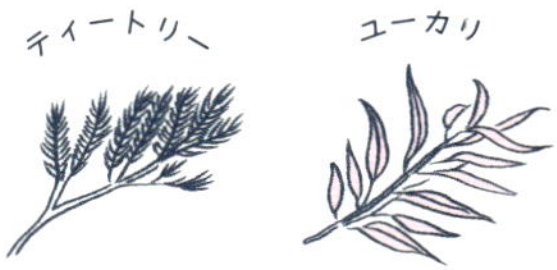

ティートリー、ユーカリはどちらも抗菌作用があり、清涼感のある香りが広がります。

STEP 2 掃除機で吸い取る。

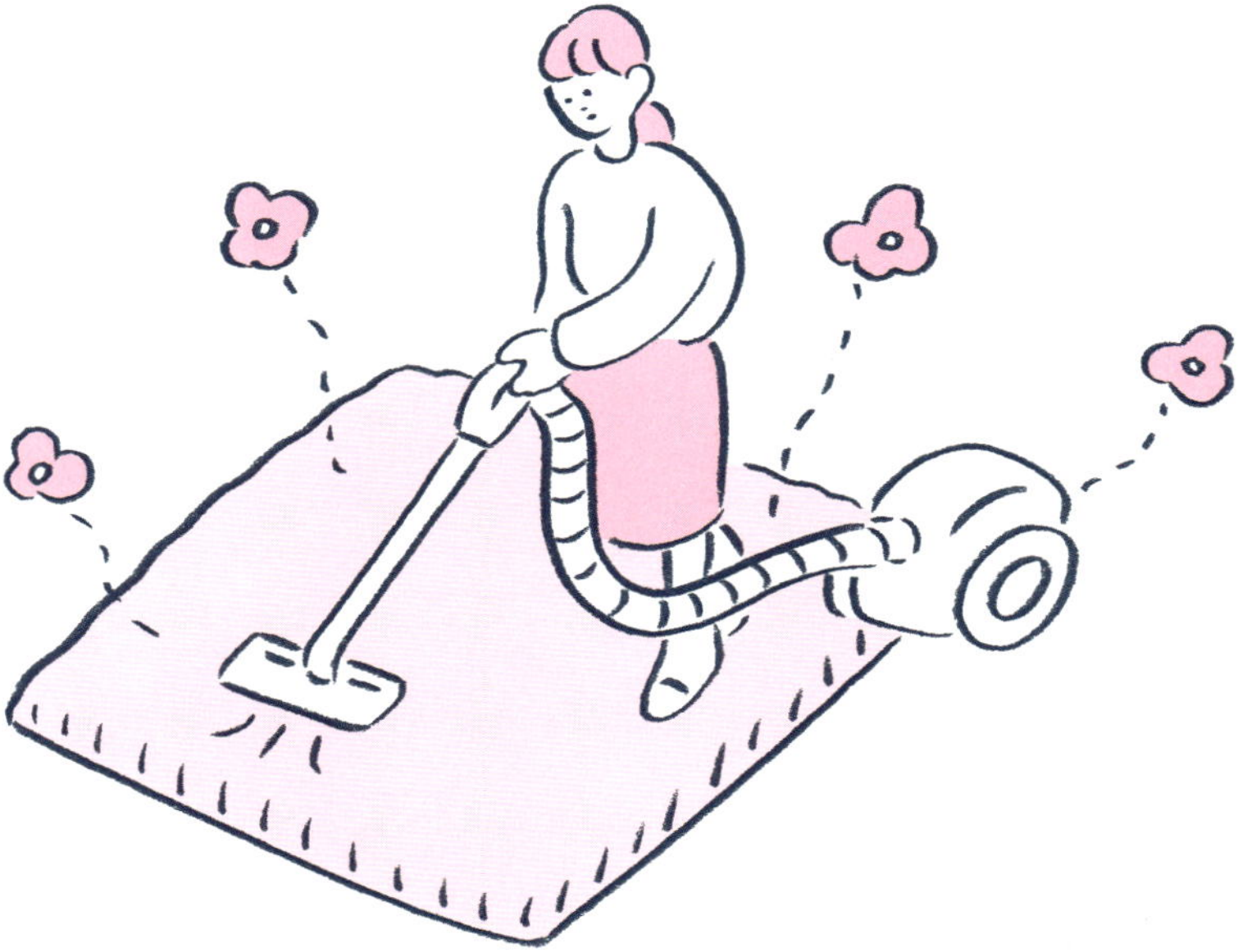

1時間ほどそのまま置いてニオイや汚れを吸着させ、
掃除機で吸い取る。

4 お風呂掃除で、気分が上がる！

アロマ重曹でお風呂掃除

浴槽の内側についた湯あかは、湯船につかったときに皮膚からはがれ落ちた皮脂汚れ。この汚れを中和して落としやすくするのがアロマ重曹です。浴槽にアロマ重曹を振ったら、お風呂洗い用のスポンジでこすりながら洗いましょう。オレンジやレモンなどの精油に含まれているリモネンという成分には、油性の汚れを溶かす働きがあるので、お風呂掃除にはぴったりです。

STEP 1 アロマ重曹を振りかける。

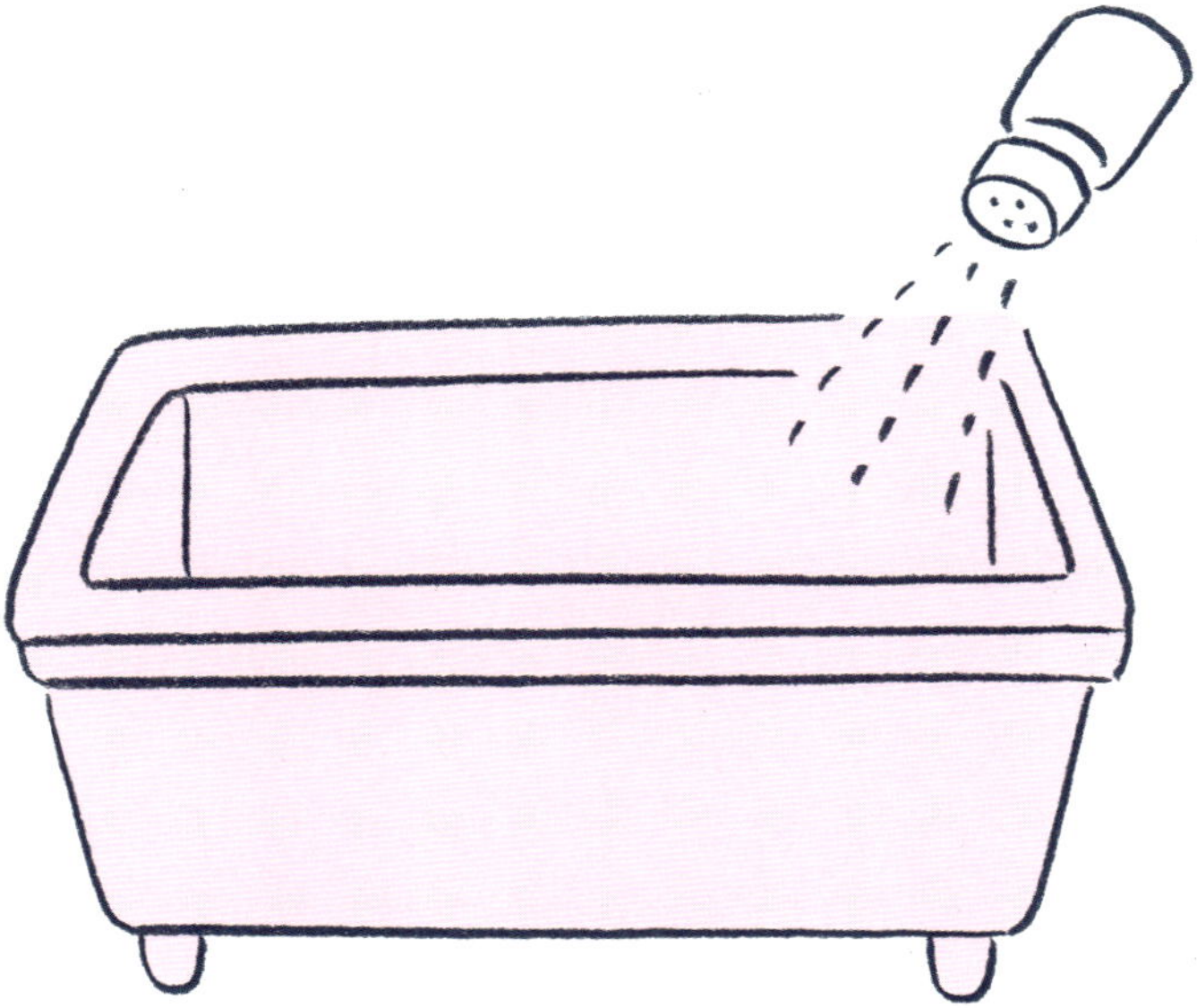

〈アロマ重曹の作り方⇒P.026〉

アロマ重曹を浴槽にまんべんなく振りかける。
穴の開いたスパイスボトルなどに入れて使うと便利。

（おすすめの精油）

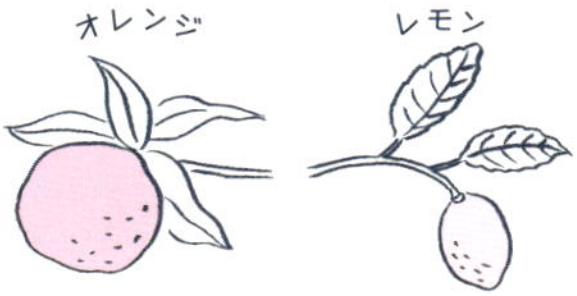

オレンジは気持ちを明るくし、レモンは気分をリフレッシュさせます。

STEP 2 浴槽を洗う。

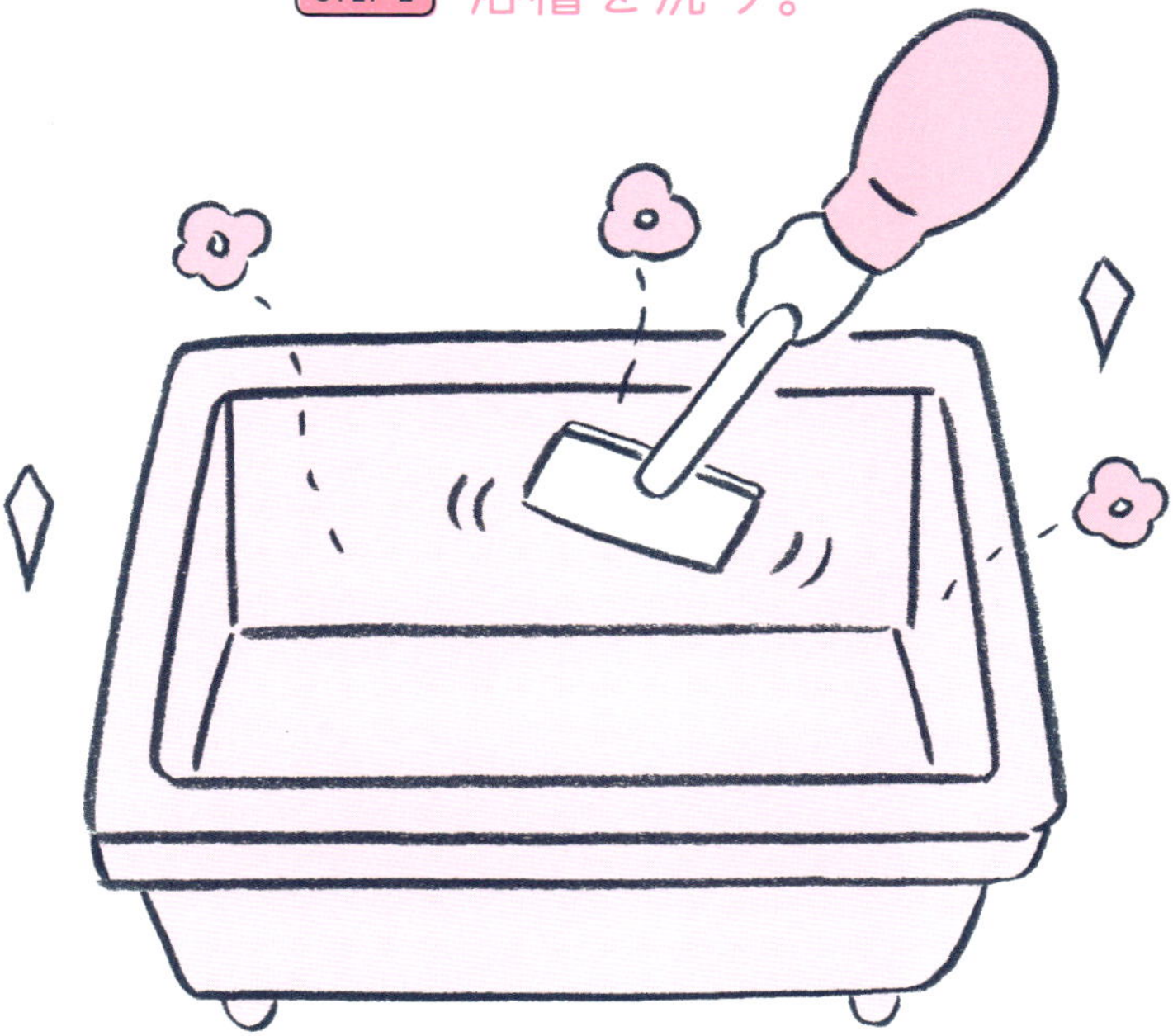

風呂洗いスポンジで洗って流す。

家事

5 香りの熱湯でニオイの元を絶つ

シンクのニオイを取る

料理をした後、シンクや排水口にニオイが残り、翌日の朝になっても気になることはありませんか。キッチンに広がるいや〜なニオイを早く取りたいときは、精油が便利。ボールに張った熱い湯に精油を垂らしたら、それを勢いよくシンクに流しましょう。お湯によってシンクや排水管に付着しているニオイの元が流れ、精油によっていい香りがキッチンに広がります。

STEP 1 お湯に精油を垂らす。

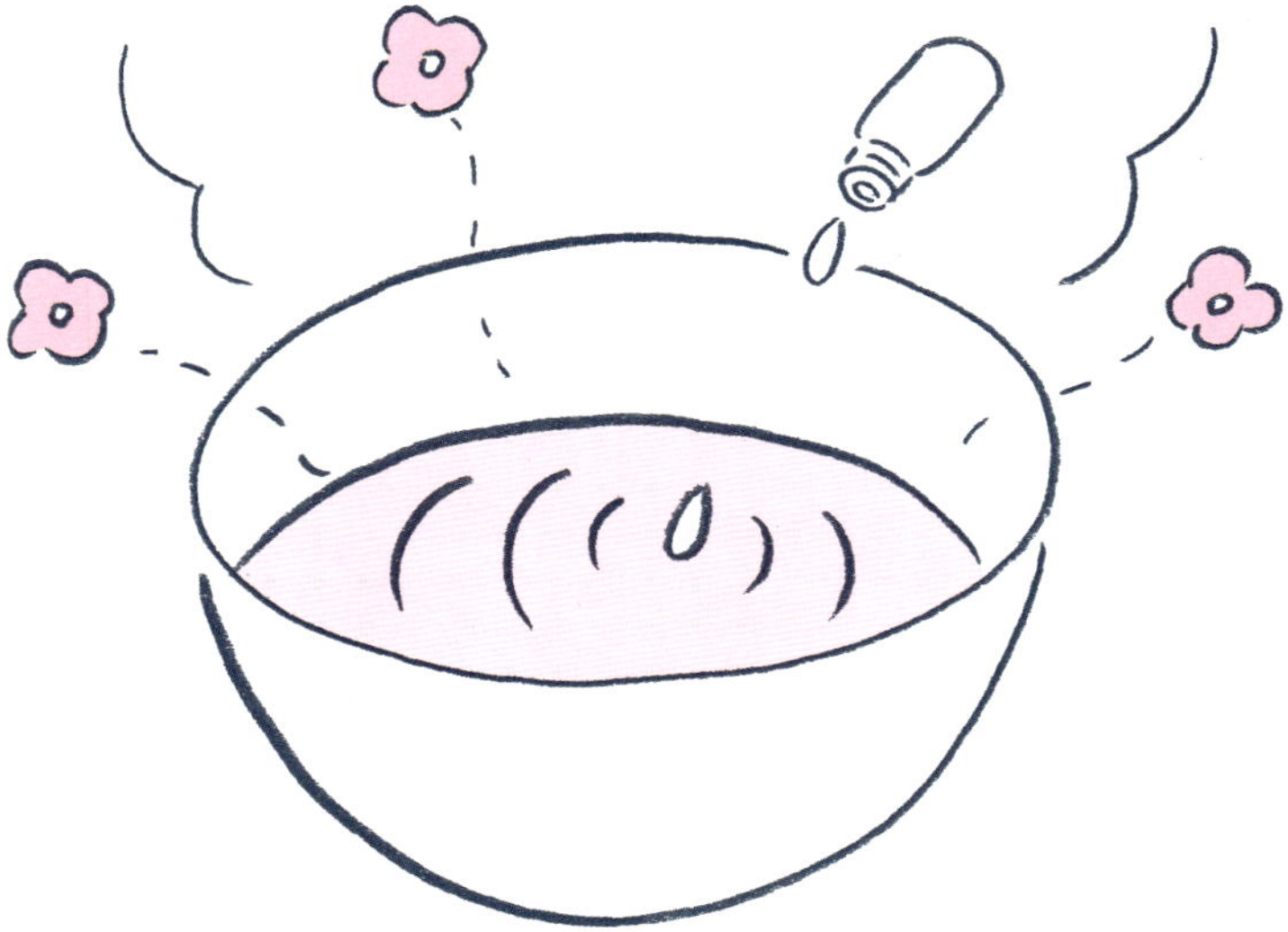

ボールに熱めのお湯を入れ、精油を10滴垂らす。

（おすすめの精油）

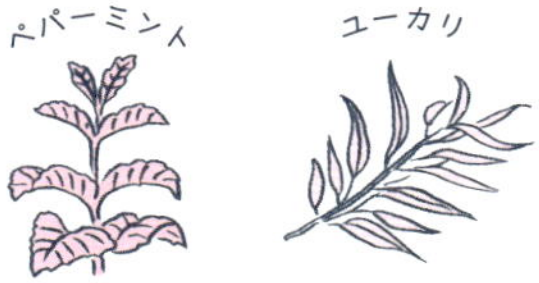

ペパーミント、ユーカリはどちらもさわやかな香りで、抗菌作用があります。

STEP 2 シンクに流す。

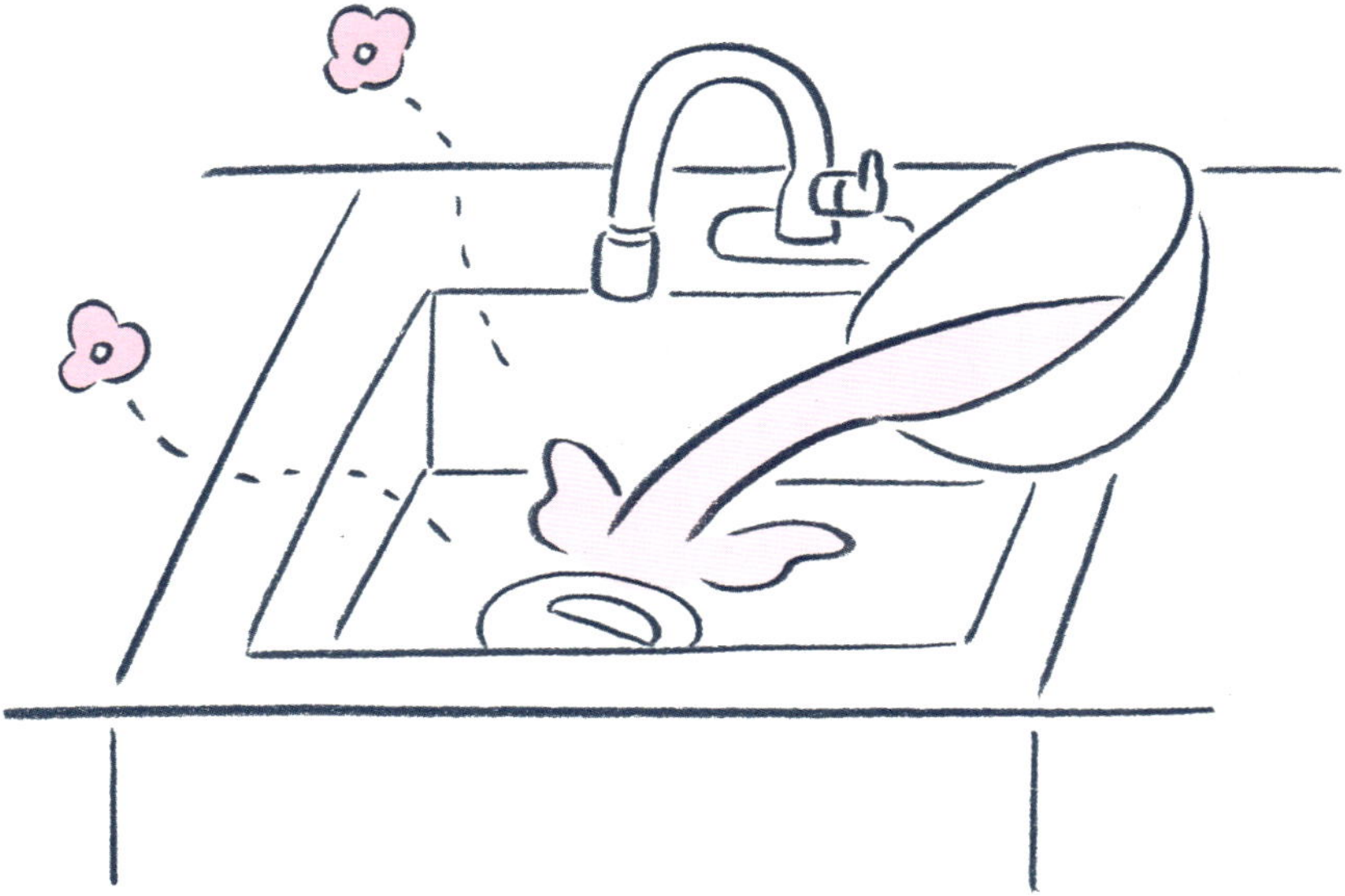

シンクに勢いよくザーッと流す。

油汚れやこげつきにもアロマの力を！

6 アロマペーストで蛇口まわりの掃除

蛇口やシンクの隅にこびりついた汚れを落としたいときは、重曹アロマペーストが便利。このペーストはアロマ重曹に石けんを加えたもので、自然の研磨剤と洗浄成分が一つになったものです。適量のペーストを使い古しの歯ブラシなどにつけ、汚れた部分をこすりましょう。かんきつ系の精油を加えると、油汚れが落ちやすくなり、気分も上がりますよ。

STEP 1 重曹アロマペーストを作る。

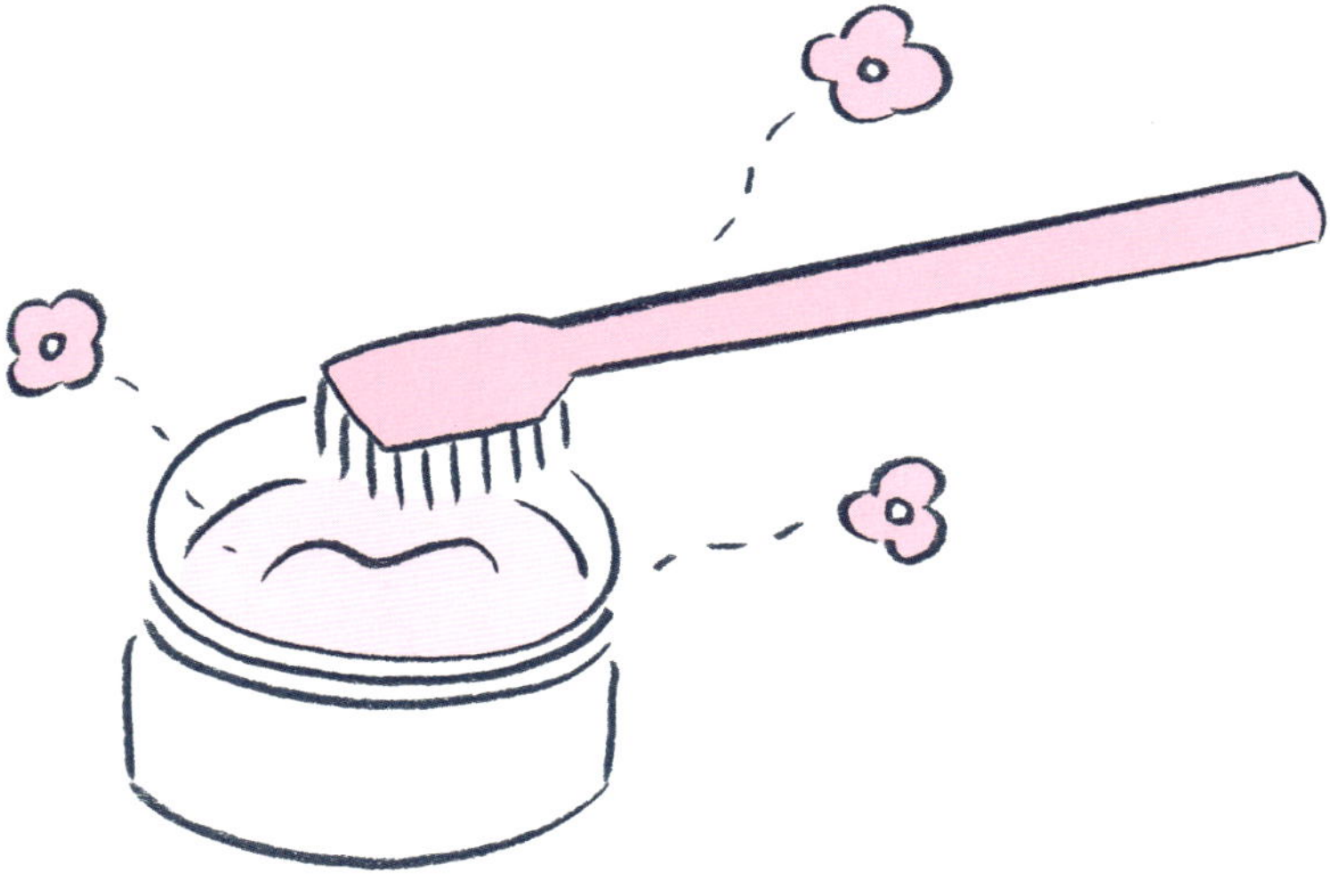

〈重曹アロマペーストの作り方⇒P.027〉

重曹アロマペーストを作り、歯ブラシなどに適量つける。

（おすすめの精油）

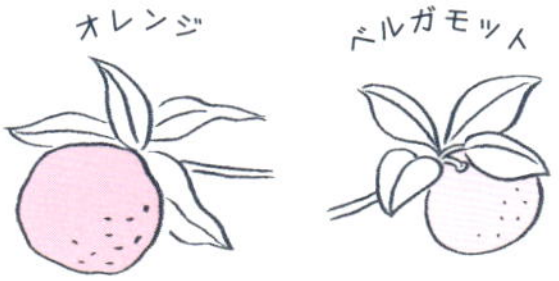

オレンジは気持ちを明るくし、ベルガモットはイライラした心を落ち着けます。

STEP 2 気になるところを磨く。

MEMO
汚れが気になるときは、少し時間をおいてから洗い流して。

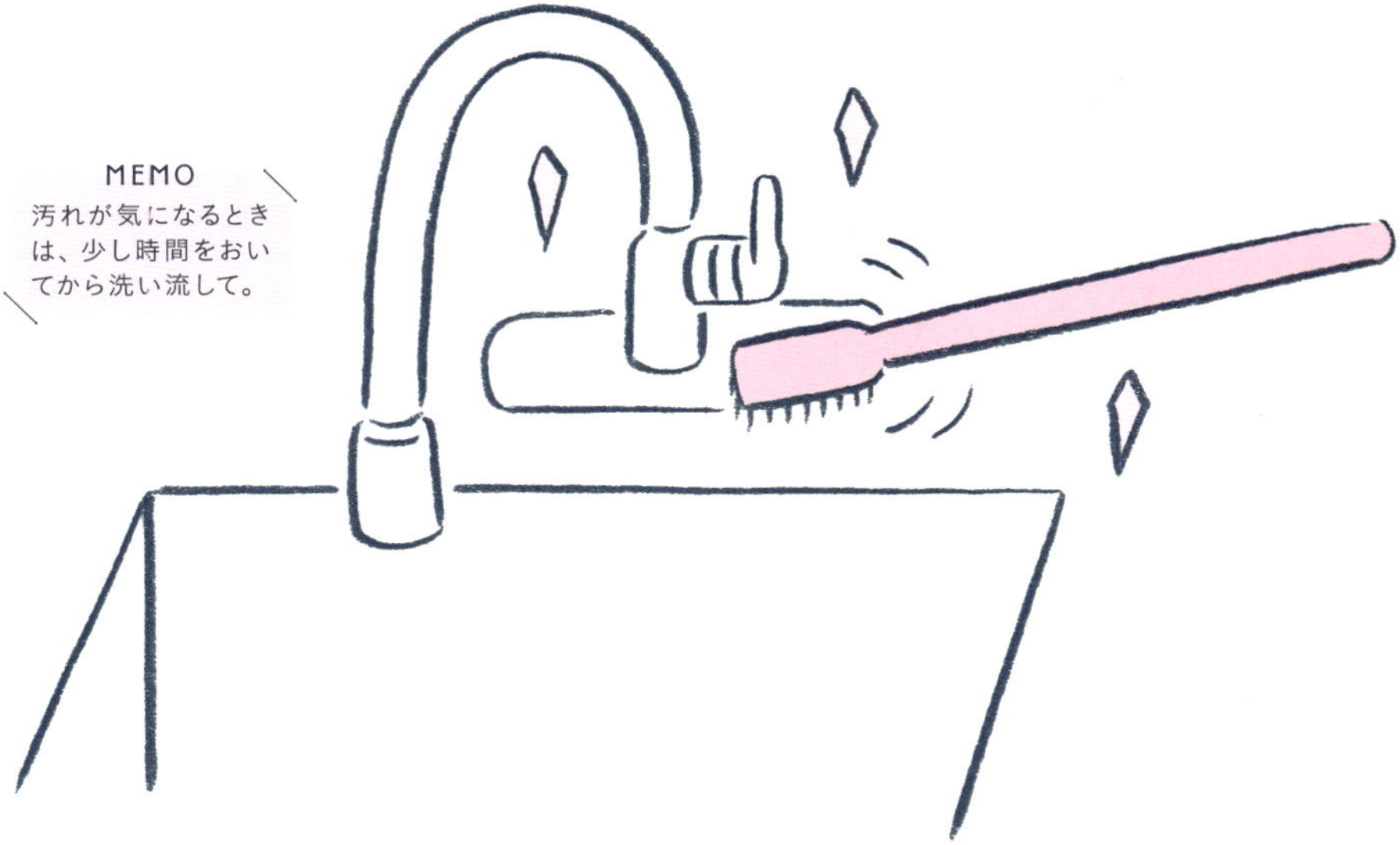

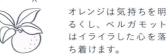

蛇口まわりやシンクの隅など、
普段の掃除では手が届かないところを磨くのにおすすめ。

家事

7 嫌なニオイをシャットアウト

アロマ重曹でゴミ箱の消臭

ニオイが気になるごみ箱には、アロマ重曹をひと振りしておきましょう。ニオイを吸着してくれる重曹の効果と、精油のさわやかな香りで、部屋の空気を快適にしてくれます。精油は抗菌作用のあるものがおすすめ。ティートリーはオーストラリアの先住民族が古くから傷薬として用いるほど抗菌作用があり、ユーカリは感染症の予防にも有効といわれています。

ゴミ箱に振る。

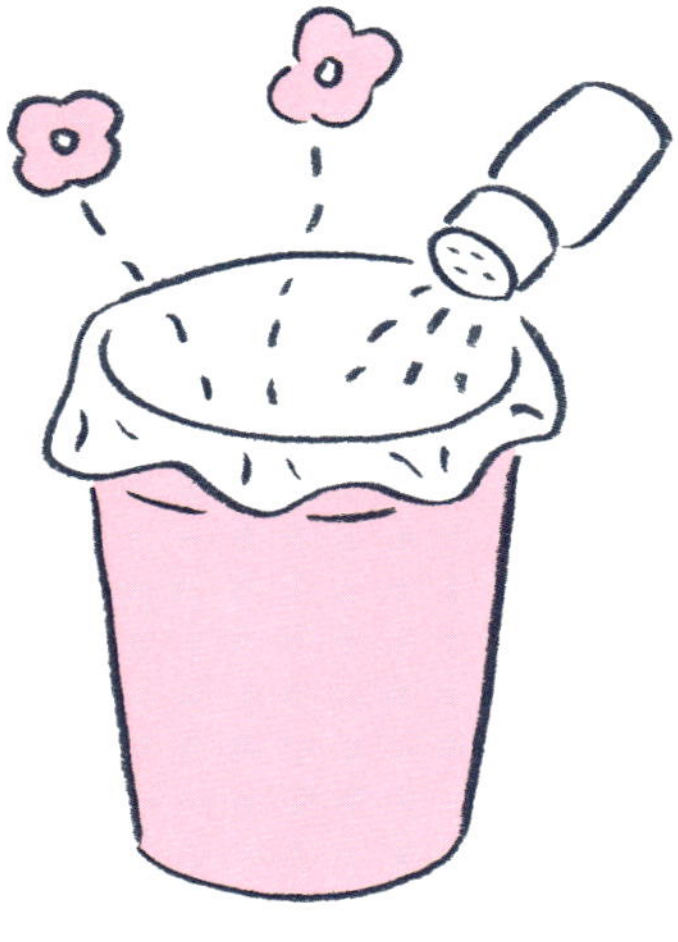

〈アロマ重曹の作り方⇒P.026〉

ニオイが気になるごみ箱に、アロマ重曹を適量ふりかける。

-（おすすめの精油）-

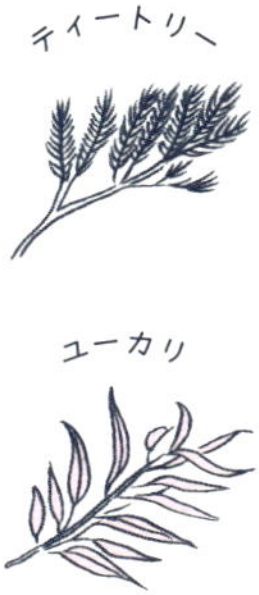

ティートリー、ユーカリはどちらも清涼感のある香りで、気分もさわやかにしてくれます。

家事

8 人が訪ねてきても慌てない玄関に

アロマ重曹で下駄箱の消臭

靴のニオイや湿気がこもりやすい下駄箱。開けるたびに嫌なニオイがすると、不快な気分になってしまいます。ここでも活躍してくれるのが、アロマ重曹。下駄箱の隅に入れておけば、いい香りを漂わせながら、重曹がニオイや湿気を吸着してくれます。精油は樹木から抽出したサイプレスやヒノキがおすすめ。深みのある森の香りが玄関にも広がり、さわやかな気分になります。

アロマ重曹を
下駄箱に置く。

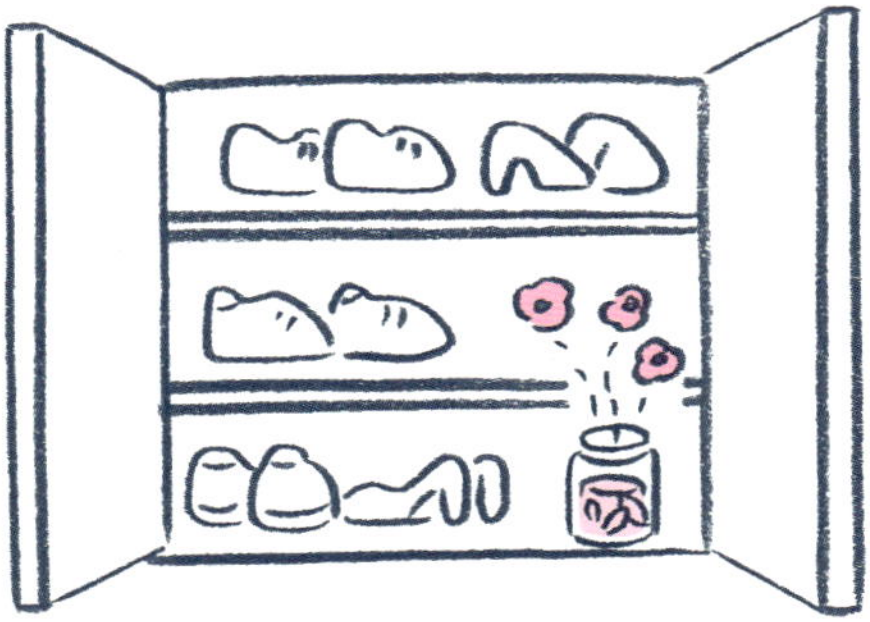

〈アロマ重曹の作り方⇒P.026〉

空き瓶にアロマ重曹と好みでドライハーブ（ラベンダーやペパーミントなど）を入れ、下駄箱の隅に置く。香りがなくなったら精油を追加したり、掃除に使っても。

-（おすすめの精油）-

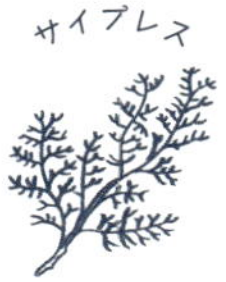

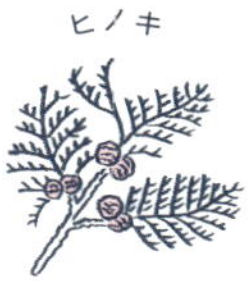

サイプレス、ヒノキはどちらもヒノキ科で、森林浴をしているような、穏やかな気分になります。

1 アロマで乗り物酔いや時差ボケを防ぐ

アロマで乗り物酔い対策

乗り物酔いは、乗り物の揺れによって自律神経や平衡感覚が乱れたときに起こる、吐き気や胃の不快感、頭痛などの症状です。車内のニオイや酔うかもしれないという不安も関わっています。乗り物酔いになりやすい人は、乗る前に好みの香りのロールオンアロマを塗るのがおすすめ。精油の香りは、気分をリフレッシュさせてくれます。

乗る前にロールオンアロマをつける。

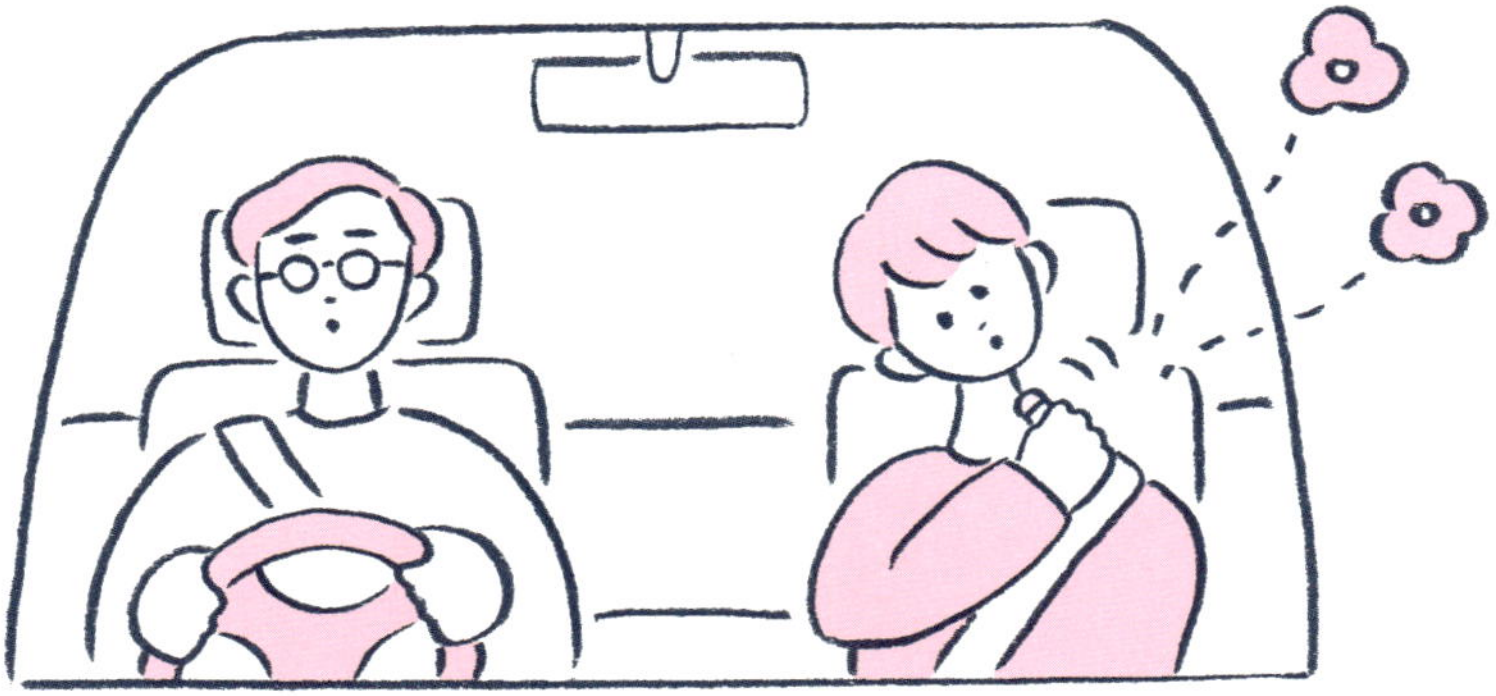

〈ロールオンアロマの作り方⇒P.025〉

乗り物に乗る前に、ロールオンアロマを手首や首まわりにつける。
精油の香りを直接嗅いでも。

（おすすめの精油）

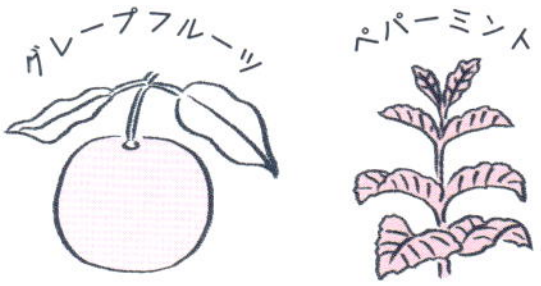

グレープフルーツは沈んだ気分を明るくし、ペパーミントは不安な気持ちを切り替えます。

＼これもおすすめ／

時差ボケ解消に使う

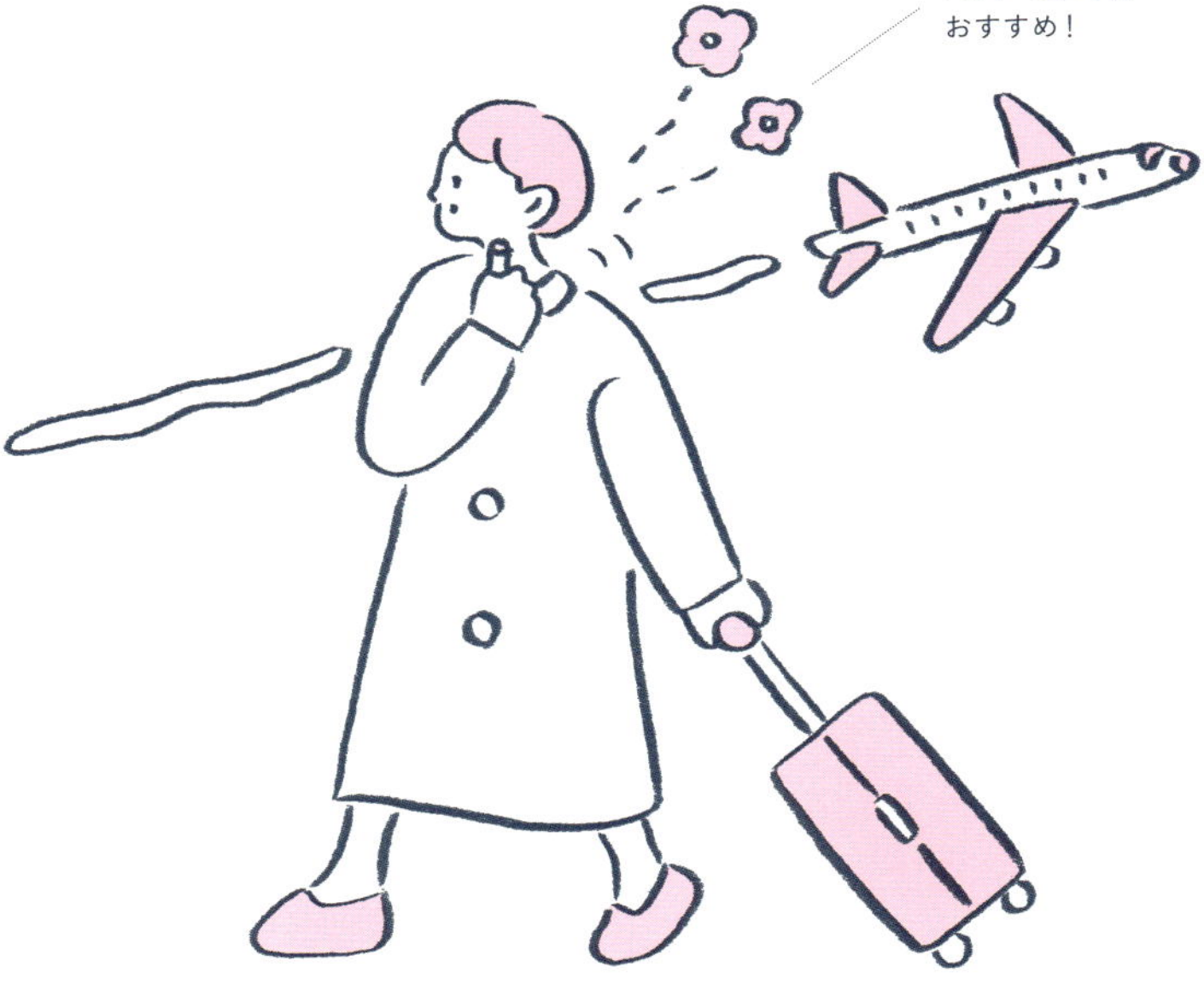

時差ボケのときにロールオンアロマを塗ると、
ぼんやりした頭をすっきりさせてくれる。

おでかけ

2 香りのバリアで虫を寄せつけない

アウトドア用虫よけスプレー

ここ最近、化学合成成分などを使用した虫よけ剤ではなく、自然素材を使用した虫よけスプレーを選ぶ人が増えています。精油の中には蚊やダニなどを寄せつけない昆虫忌避作用を持つものがあり、それを用いたアロマスプレーには、虫よけ効果があります。おすすめの精油以外にパルマローザやゼラニウムなどにも同様の効果があるので、好みの虫よけスプレーを作ってみて。

虫よけスプレーを吹きつける。

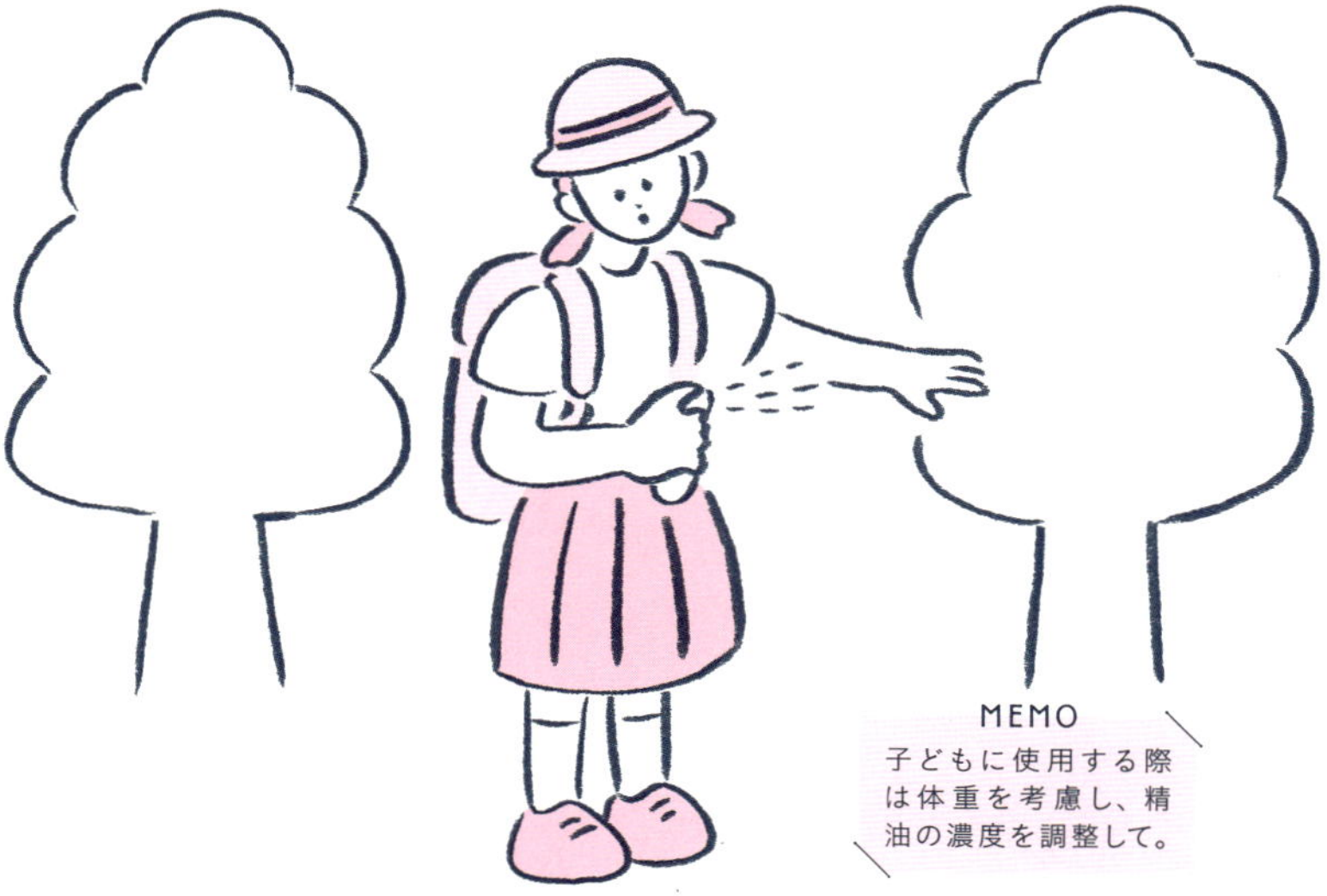

MEMO
子どもに使用する際は体重を考慮し、精油の濃度を調整して。

〈アロマスプレーの作り方⇒P.025〉

虫よけ用のアロマスプレーを作り、外に出る前に肌や衣類に吹きつける。
忘れがちな首元にも。
目に入らないようにスプレーし、吸い込まないように注意しましょう。

（おすすめの精油）

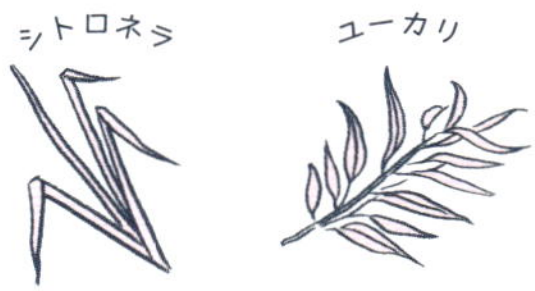

シトロネラはフレッシュで、ユーカリはスキッとさわやか。ともに昆虫忌避作用があります。

＼これもおすすめ／

乳幼児はベビーカーにシュッ

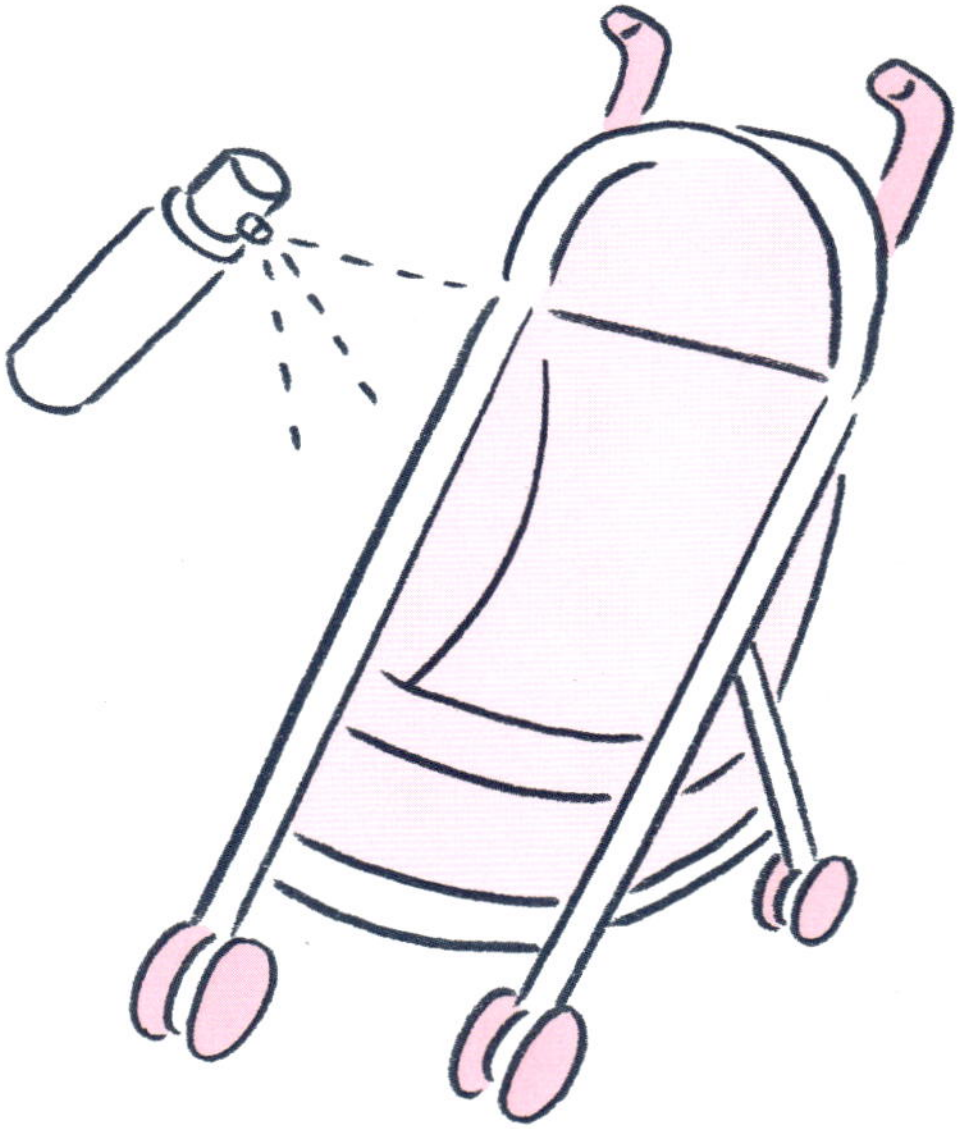

乳幼児に使う場合は、ベビーカーや帽子などに吹き付けて。

3 枕が変わっても、リラックス

旅先で活躍する安眠スプレー

旅行先では、夜になっても交感神経が高ぶって、なかなか寝つけない人も多いのではないでしょうか。旅の必需品としておすすめしたいのが、眠りへ誘うアロマスプレーです。自律神経のバランスを整え、心を落ち着かせる作用のある精油で作ったスプレーで枕元や部屋を香らせると、次第に神経が落ち着いてリラックス。気がつけば深い眠りについていることでしょう。

タオルに安眠スプレーを吹きつける。

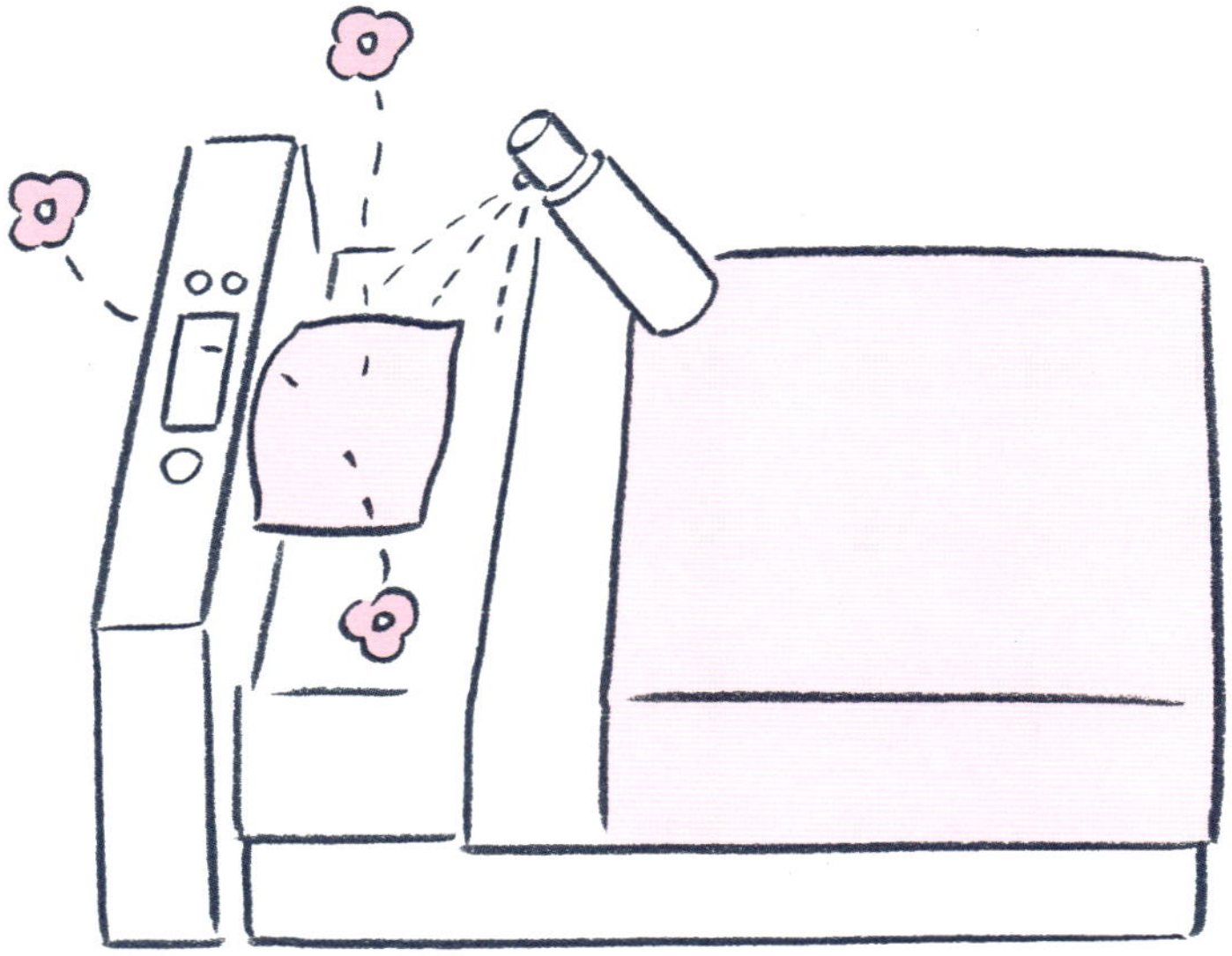

〈アロマスプレーの作り方⇒P.025〉

アロマスプレーをタオルに吹きつけ、枕にのせる。

（おすすめの精油）

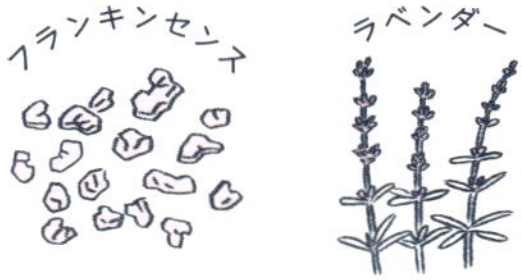

フランキンセンスは落ち着きを与え、ラベンダーは張り詰めた緊張を緩めます。

＼これもおすすめ／

ロールオンアロマを持ち歩く

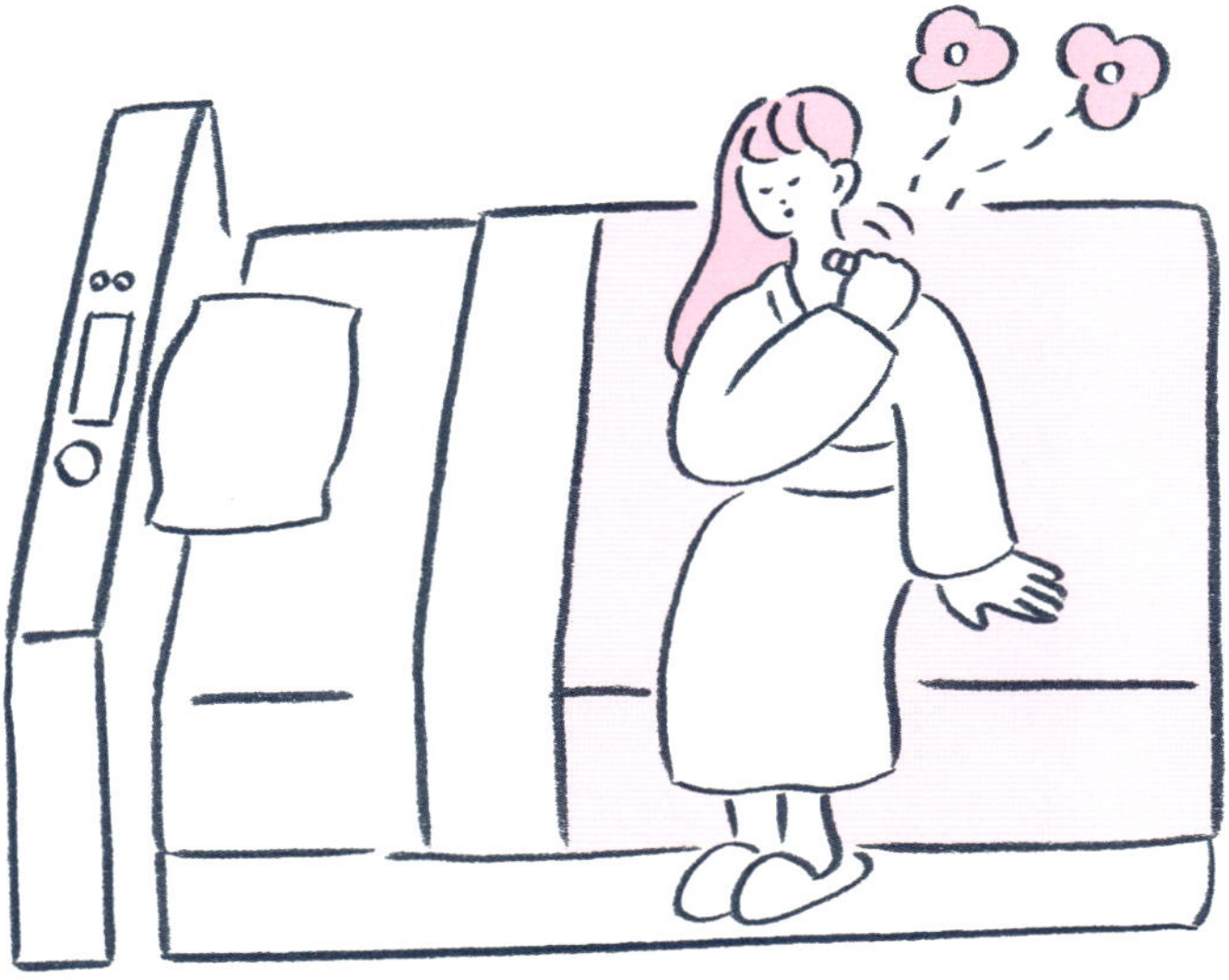

〈ロールオンアロマの作り方⇒P.025〉

ロールオンアロマは旅行先の携帯にも便利。
手首や首筋につけて香りを嗅ぐと、眠りにつきやすくなる。

4 風邪や花粉症をアロマで乗り越える

気分すっきりアロママスク

風邪や花粉症になると、体調だけでなく気持ちが落ち込んだり、イライラすることも。グズグズした鼻の通りをよくして、心も体もリフレッシュしたいときは、アロママスクを試してみて。マスクの隅に精油をちょっと垂らすだけで、辛い時期を快適に過ごすことに役立ちます。花粉症対策には、おすすめの精油以外に、カモミールやラベンダー、ローズなどもおすすめです。

マスクに精油を垂らす。

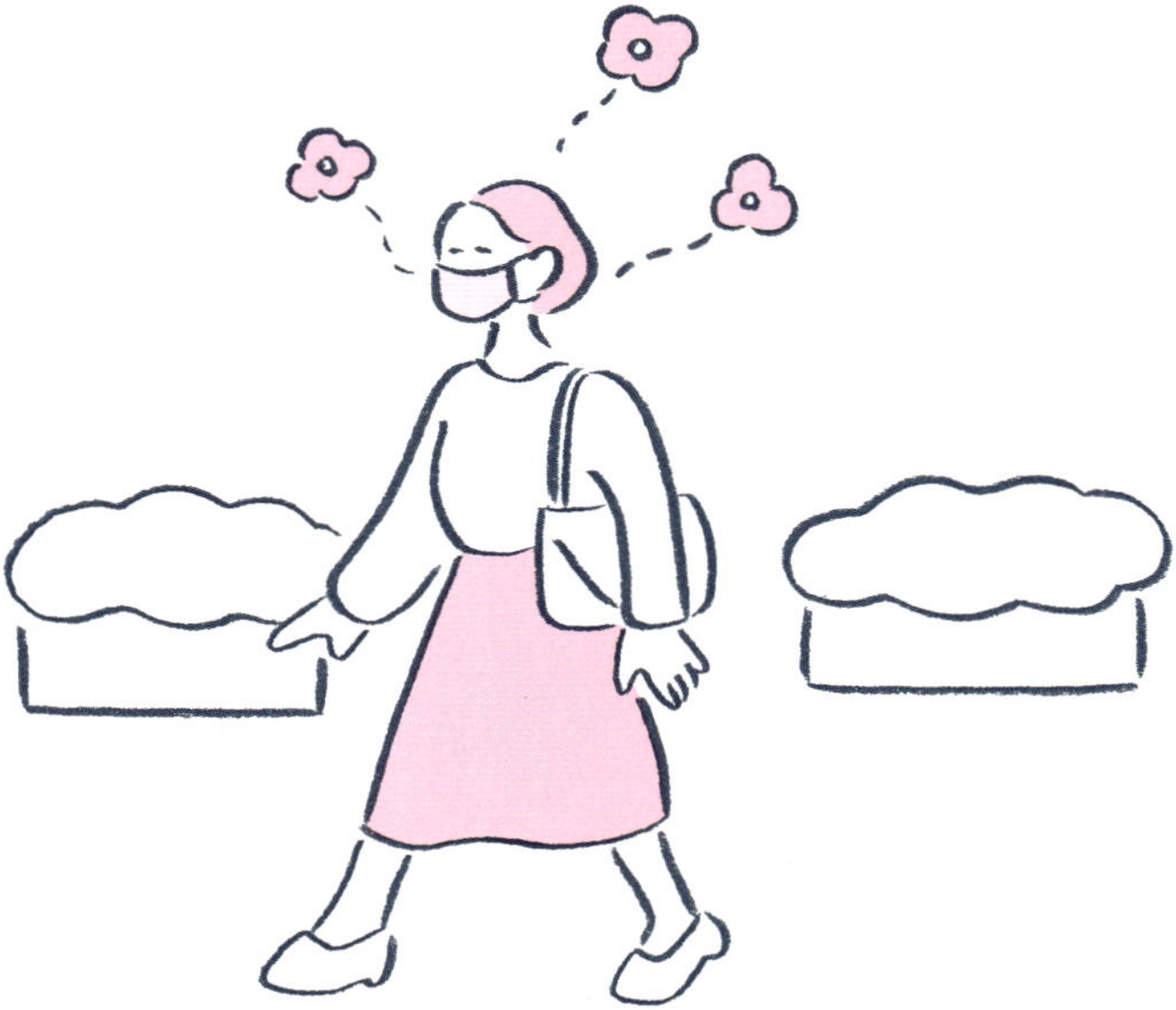

マスクの外側の隅など、肌に直接触れないところに、
精油を1滴垂らして使う。

（おすすめの精油）

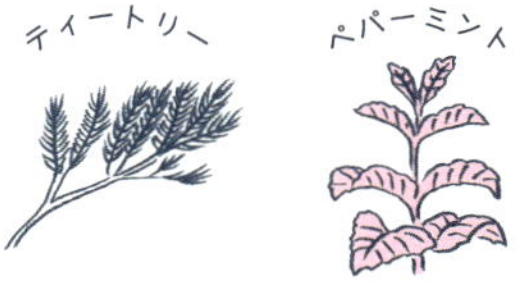

ティートリーは抗ウイルス作用、ペパーミントは抗菌作用があり、ともに鼻の通りをよくします。

＼これもおすすめ／

マスクスプレーを使う

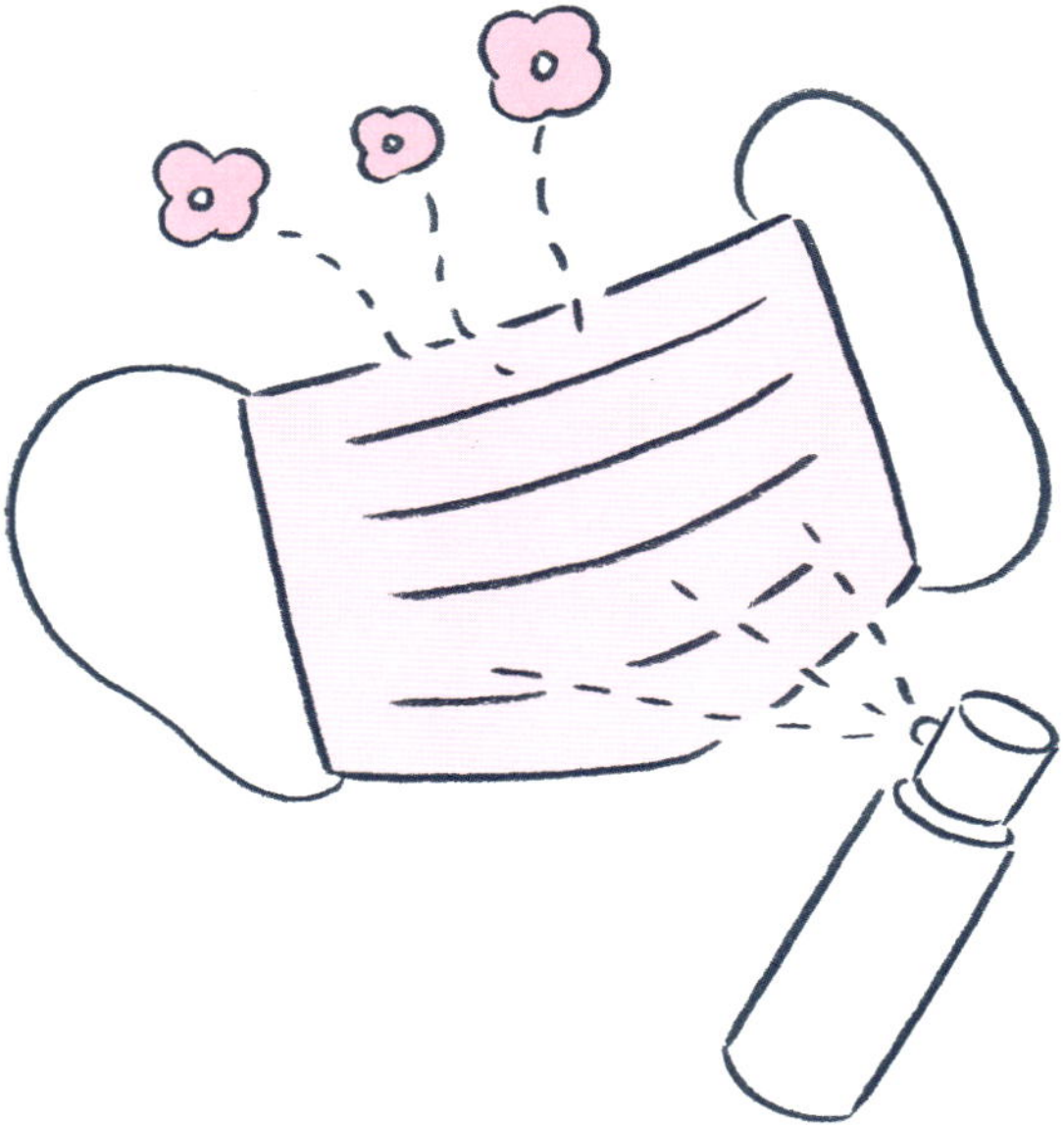

〈アロマスプレーの作り方⇒P.025〉

マスク用のアロマスプレーを作り、マスクの外側にシュッと吹きつける。
パタパタと振ってから使う。

オフィス

1 アロマを塗って仕事のエンジン全開！

仕事がはかどる ロールオンアロマ

片づけたい仕事が山のようにあるのに、気が散ってなかなか没頭できない。そんなときこそ、アロマに頼りましょう。気持ちをすっきりさせるロールオンアロマを作り、ここぞというときに手首や首筋に塗れば、いつのまにか集中しているはず。無駄な時間をだらだらと過ごすことがなくなり、仕事の効率がグンと上がります。勉強するときにおすすめです。

香りで集中する。

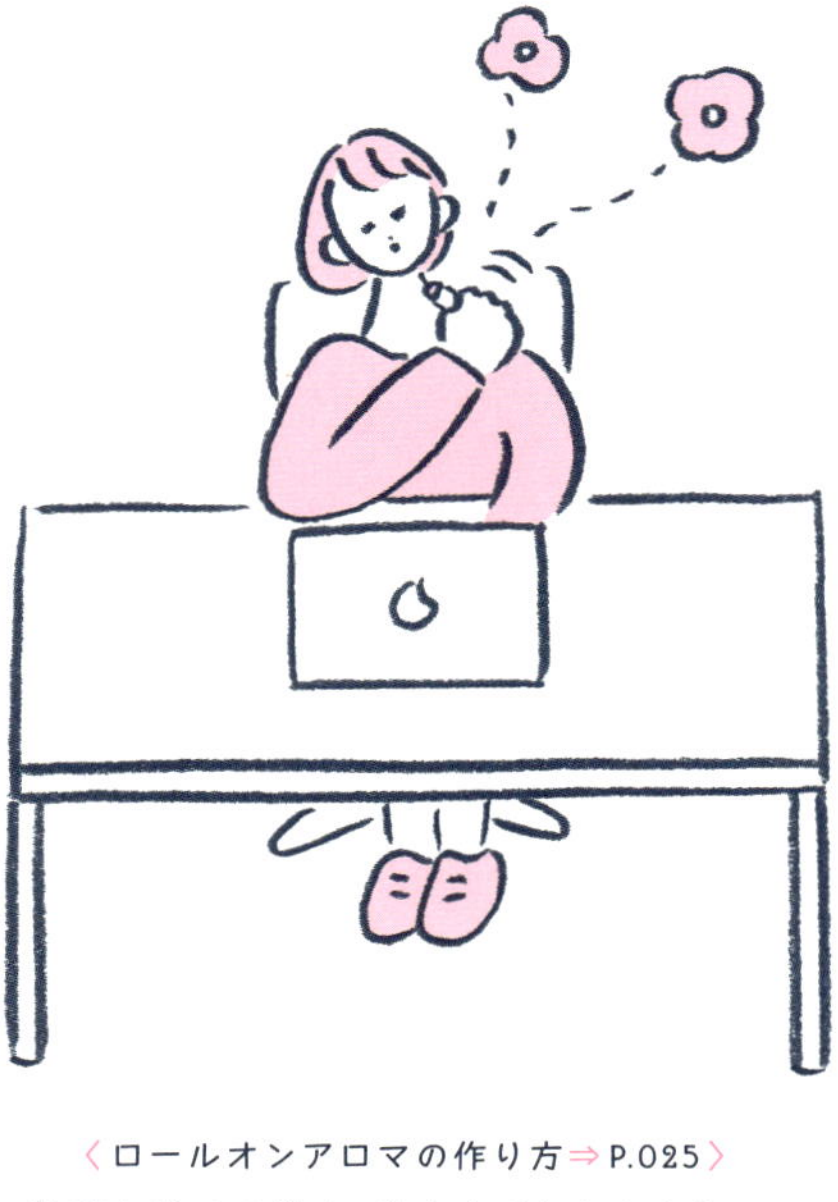

〈ロールオンアロマの作り方⇒P.025〉

〈ロールオンアロマの作り方⇒P.025〉

仕事を始める前や、集中力が切れたときに、ロールオンアロマを手首や首筋に塗る。

-（おすすめの精油）-

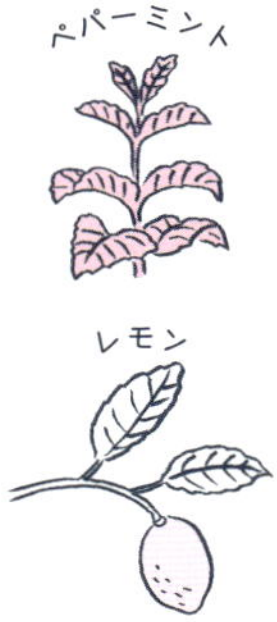

ペパーミントは気持ちの切り替えに役立ち、レモンは集中力を高めてそれを持続させます。

-COLUMN-

仕事に合わせて香りを選ぶ

仕事の内容によって、右記のロールオンアロマに入れる精油を変えると、やるべき仕事と自分の気持ちがマッチします。

例えば、文章を書く場合で考えると、報告書などのまじめな文章を書かなければならないときは、「**ローズマリー**」がおすすめ。論文などの論理的な構成が必要とされる文章には「**サイプレス**」がいいでしょう。

逆に、ブログなどを柔らかい雰囲気で書きたいときには「**クラリセージ**」、快活でさわやかな文章にしたいときは「**オレンジ**」がおすすめです。

オフィス

2 ポーチに入れて自分だけのアロマタイム

いつでも嗅げるアロマスティック

満員電車でイラッとしたときや、会社のデスクでホッとしたいときなど、気持ちをいったん静めたいときに便利なのがアロマスティックです。市販のリップケースにコットンを詰め、好みの精油を3滴垂らすだけ。化粧品感覚で持ち歩くことができ、周りを気にせず、いつでもどこでも香りを楽しむことができます。ふたつきで密閉度も高いので、香りも長持ちしますよ。

STEP 1 アロマスティックを作る。

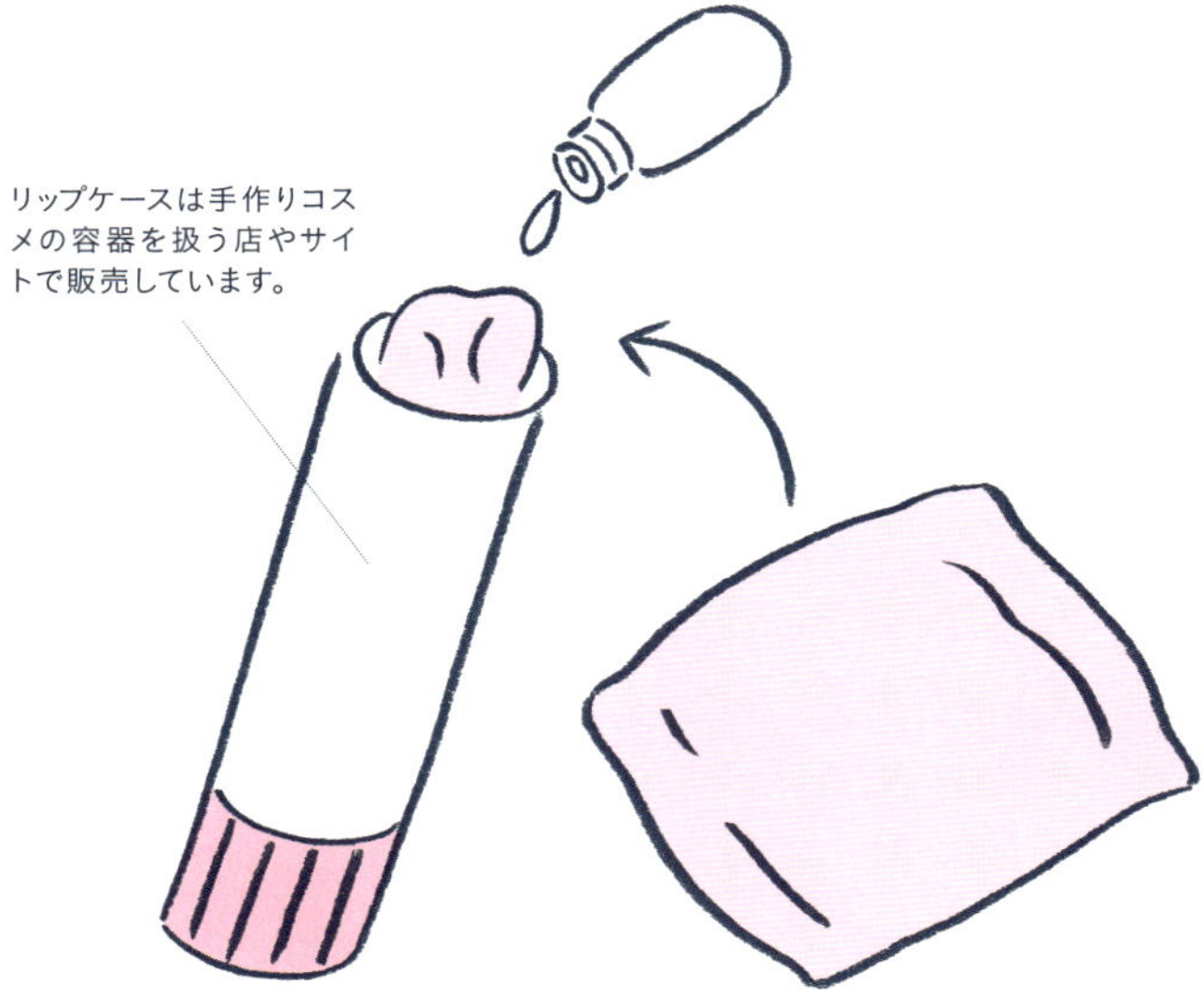
リップケースは手作りコスメの容器を扱う店やサイトで販売しています。

リップケースにコットンを詰め、精油を3滴垂らす。

（おすすめの精油）

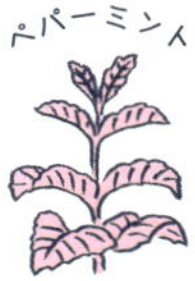

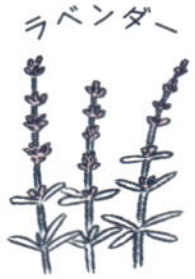

ペパーミントはシャキッとしたいとき、ラベンダーはほっこりしたいときにおすすめです。

STEP 2 香りを楽しむ。

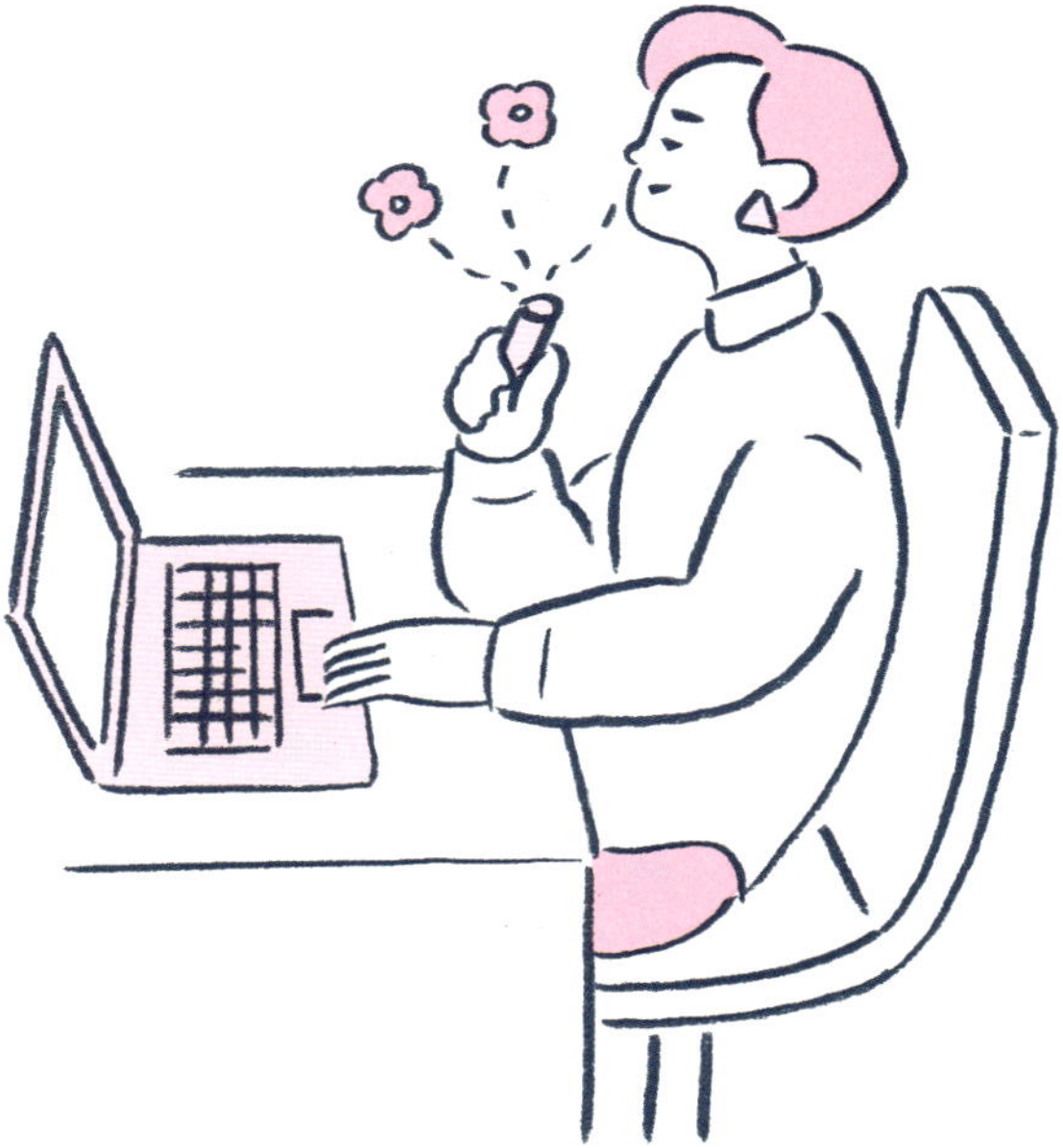

キャップをはずし、通勤時や会社のデスクなど、
好きなタイミングで香りを嗅ぐ。

オフィス

3 トイレ休憩をリフレッシュタイムに！

アロマ手浴で休憩時間を有効に

オフィスでの休憩時間、おしゃべりに花を咲かせるのも楽しいものですが、疲れが溜まって気持ちが乗らないときは、アロマ手浴をしてみましょう。トイレの洗面所や給湯室の洗面器にお湯を張り、リラックスする精油をひと垂らし。お湯が冷めるまで両手をつければ、ほんの短い時間でも手や肩が楽になり、気分転換できるはず。アロマの力を借りて、さぁ、もうひと頑張り！

STEP 1 お湯に精油を入れる。

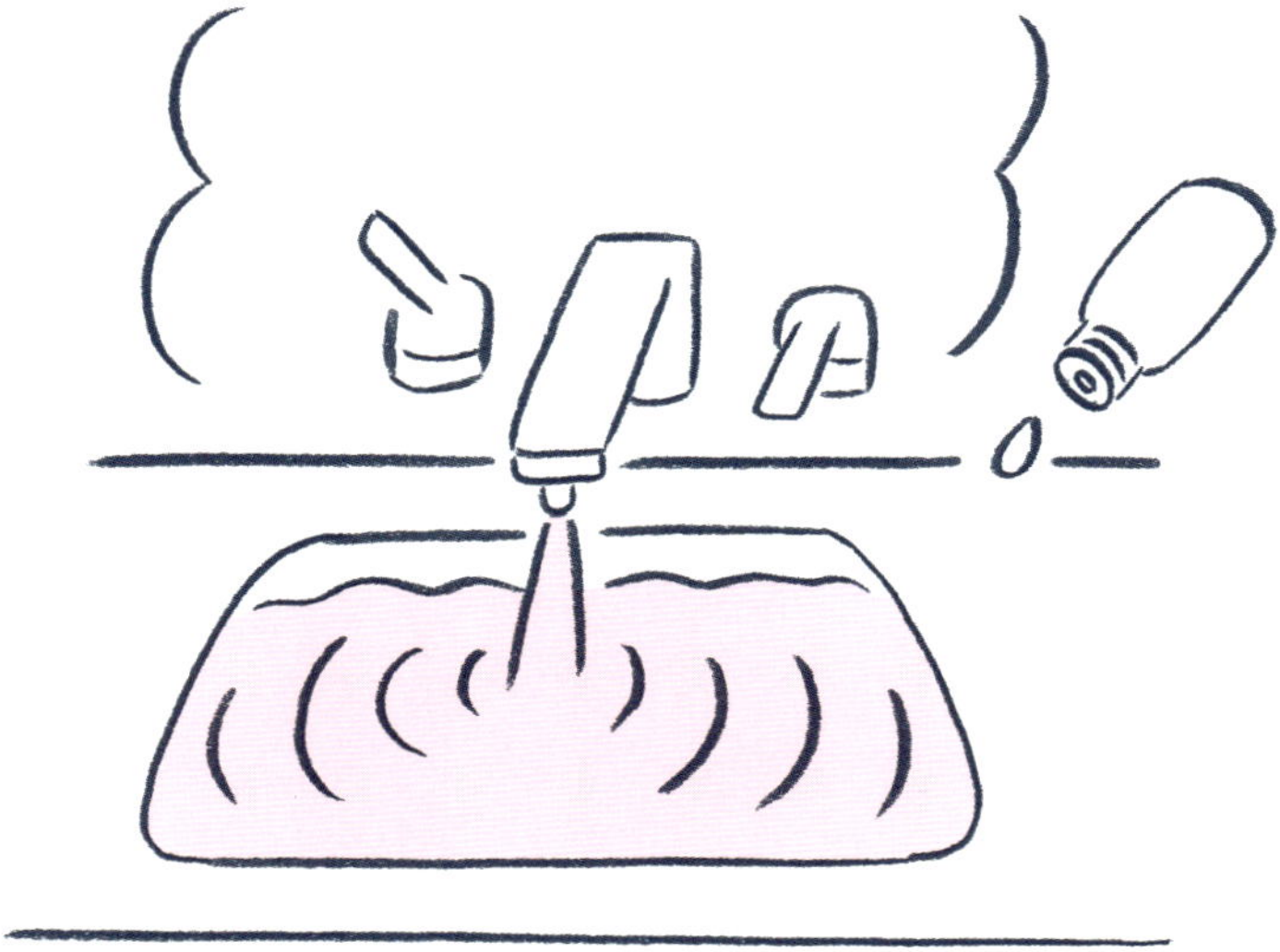

トイレの洗面所、または給湯室の洗面器にお湯を張り、
精油を1滴垂らす。

(おすすめの精油)

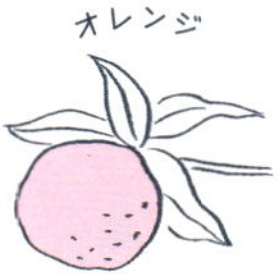

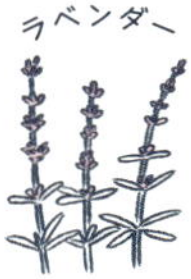

オレンジは落ち込んだ気持ちを明るくし、ラベンダーはストレスを緩和します。

STEP 2 お湯に手をつける。

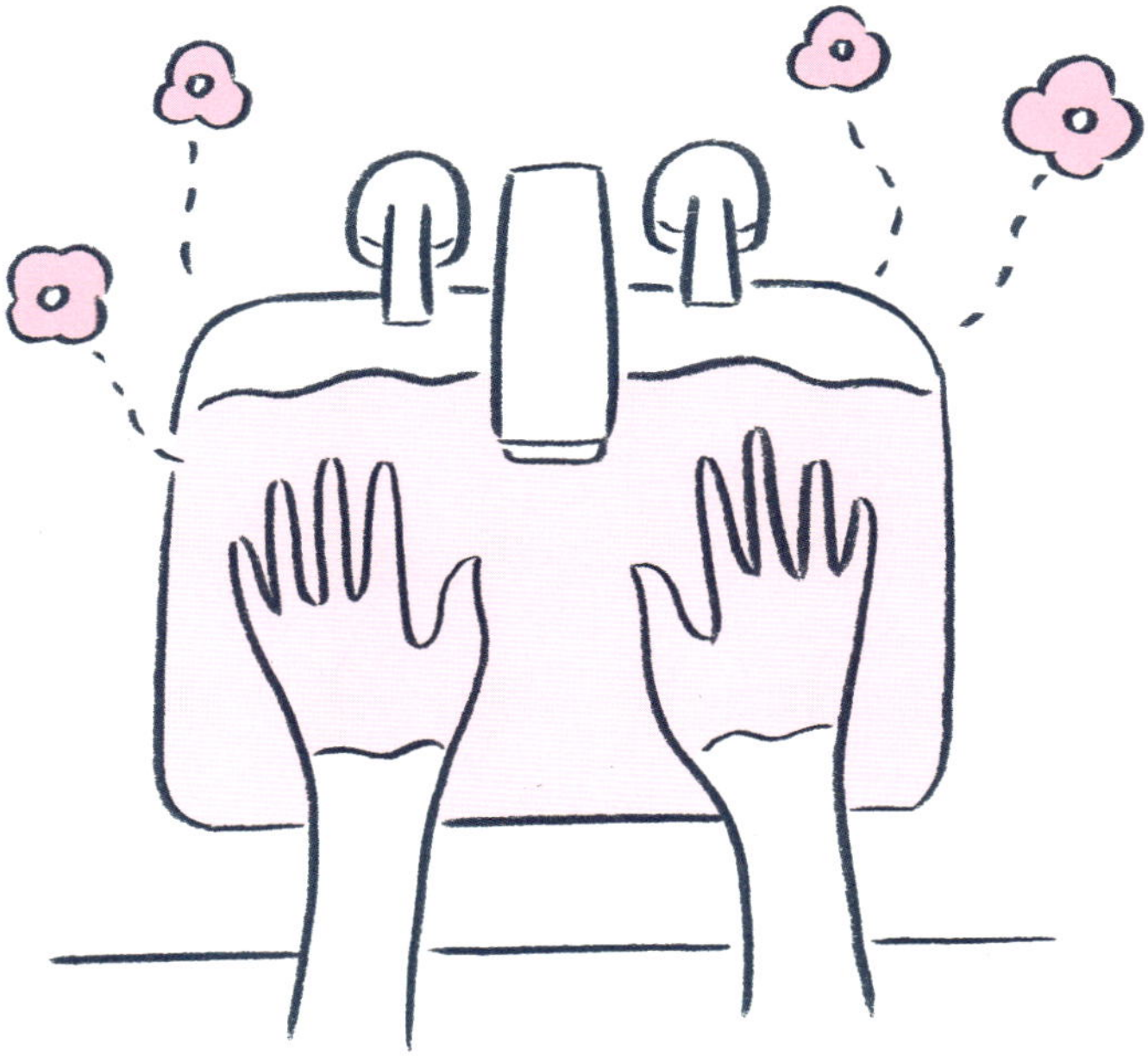

お湯が冷めるまで両手をつける。
できれば腕まで濡らし、手を軽くもむとよい。

4 ディフューザーがなくても問題なし！

デスクで気軽にアロママグ

一人で仕事をしたり勉強をしたりするとき、簡単に香りを楽しめるのがアロママグです。マグカップに入れたお湯に精油を垂らすだけで、ディフューザーがなくても部屋を香らせることができます（誤って飲まないように注意！）。マグカップは香りが少し残るので、普段使っているものと分けるのがベター。周囲の理解があれば、オフィスのデスクで使ってもいいでしょう。

マグカップのお湯に精油を垂らす。

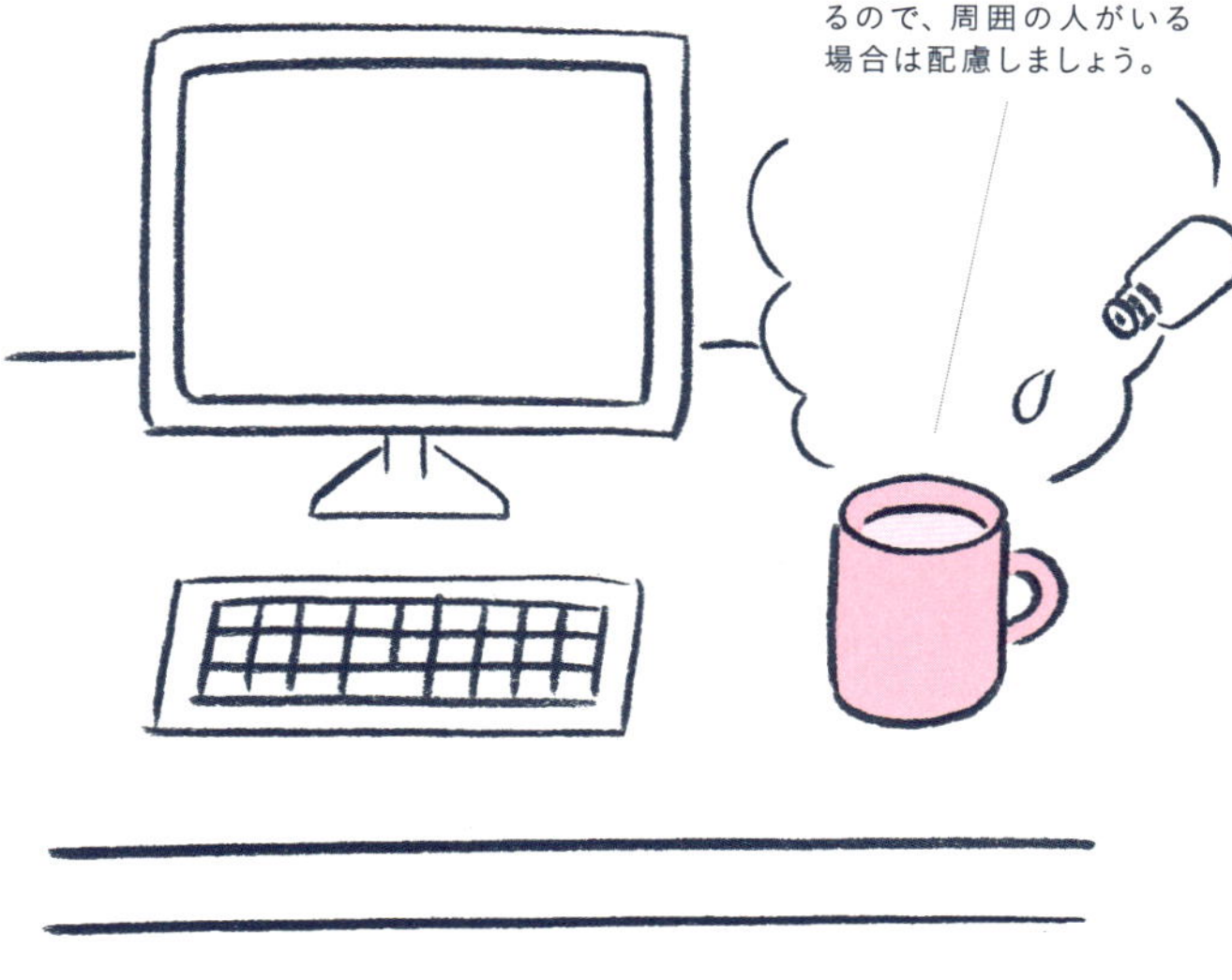
香りの好みは個人差があるので、周囲の人がいる場合は配慮しましょう。

マグカップに熱いお湯を注ぎ、
精油を１～２滴垂らしてデスクに置く。

（おすすめの精油）

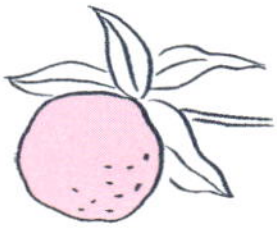

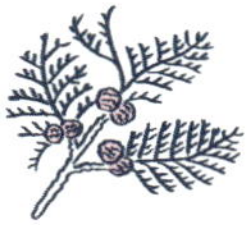

オレンジは気持ちをふわっと明るくし、ヒノキは懐かしい香りで安心感を与えます。

＼これもおすすめ／

オフィスでアロマを楽しむ方法

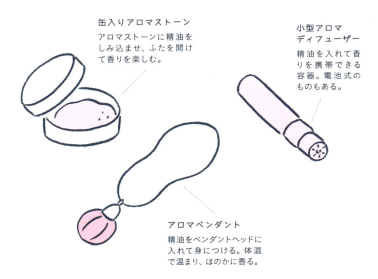

缶入りアロマストーン

アロマストーンに精油をしみ込ませ、ふたを開けて香りを楽しむ。

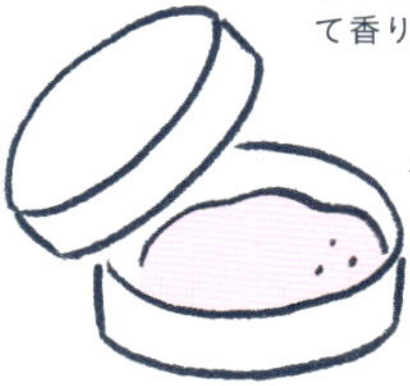

小型アロマディフューザー

精油を入れて香りを携帯できる容器。電池式のものもある。

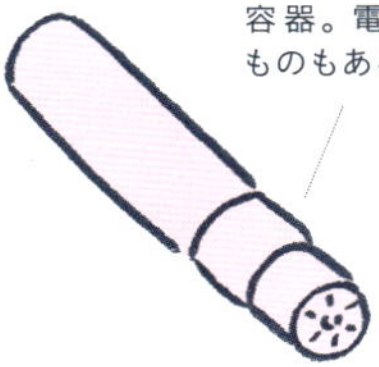

アロマペンダント

精油をペンダントヘッドに入れて身につける。体温で温まり、ほのかに香る。

最近は、携帯できるアロマグッズがいろいろ出ています。
自分に合ったものを持ち歩き、気分転換に使いましょう。

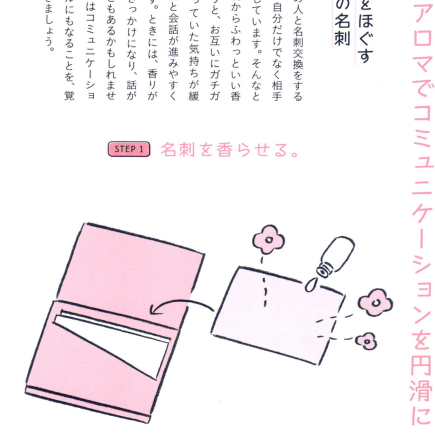

5 アロマでコミュニケーションを円滑に

緊張をほぐす香りの名刺

初対面の人と名刺交換をするときは、自分だけでなく相手も緊張しています。そんなとき、名刺からふわっといい香りが漂うと、お互いにガチガチになっていた気持ちが緩み、自然と会話が進みやすくなります。ときには、香りが話題のきっかけになり、話が弾むこともあるかもしれません。香りはコミュニケーションツールにもなることを、覚えておきましょう。

STEP 1 名刺を香らせる。

厚紙などに精油を1滴垂らし、
名刺入れに入れておくと、名刺に香りがつく。

（おすすめの精油）

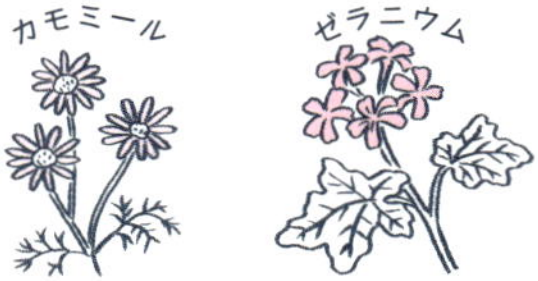

カモミールは心をほぐして疲れた気持ちを癒し、ゼラニウムは不安や緊張をしずめます。

STEP 2 香りでお互いにリラックス。

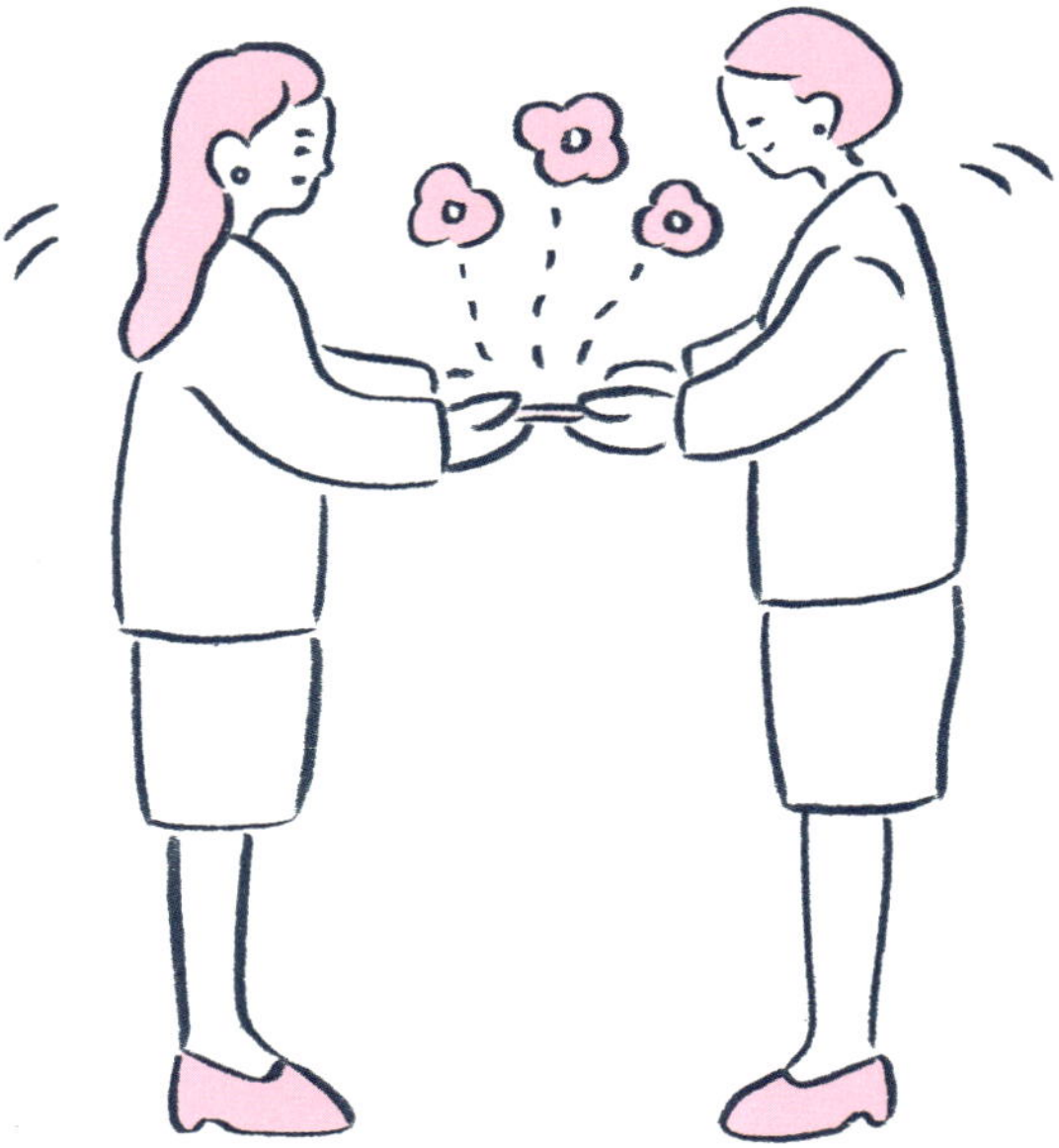

香りつきの名刺を渡すと、
初対面でもリラックスしてコミュニケーションを取ることができる。

香りのクラフトを作る

香りは私たちの生活を豊かにしてくれるもの。
もっと身近に香りを取り入れてみませんか？
オブジェやリースなどを手作りして、精油をちょっと垂らせば、
インテリアとして楽しめる香りのクラフトのできあがり。
ほかにも、香りのポチ袋やアイピロー用のサシェなど、
手作りならではのアイデアをご紹介します。

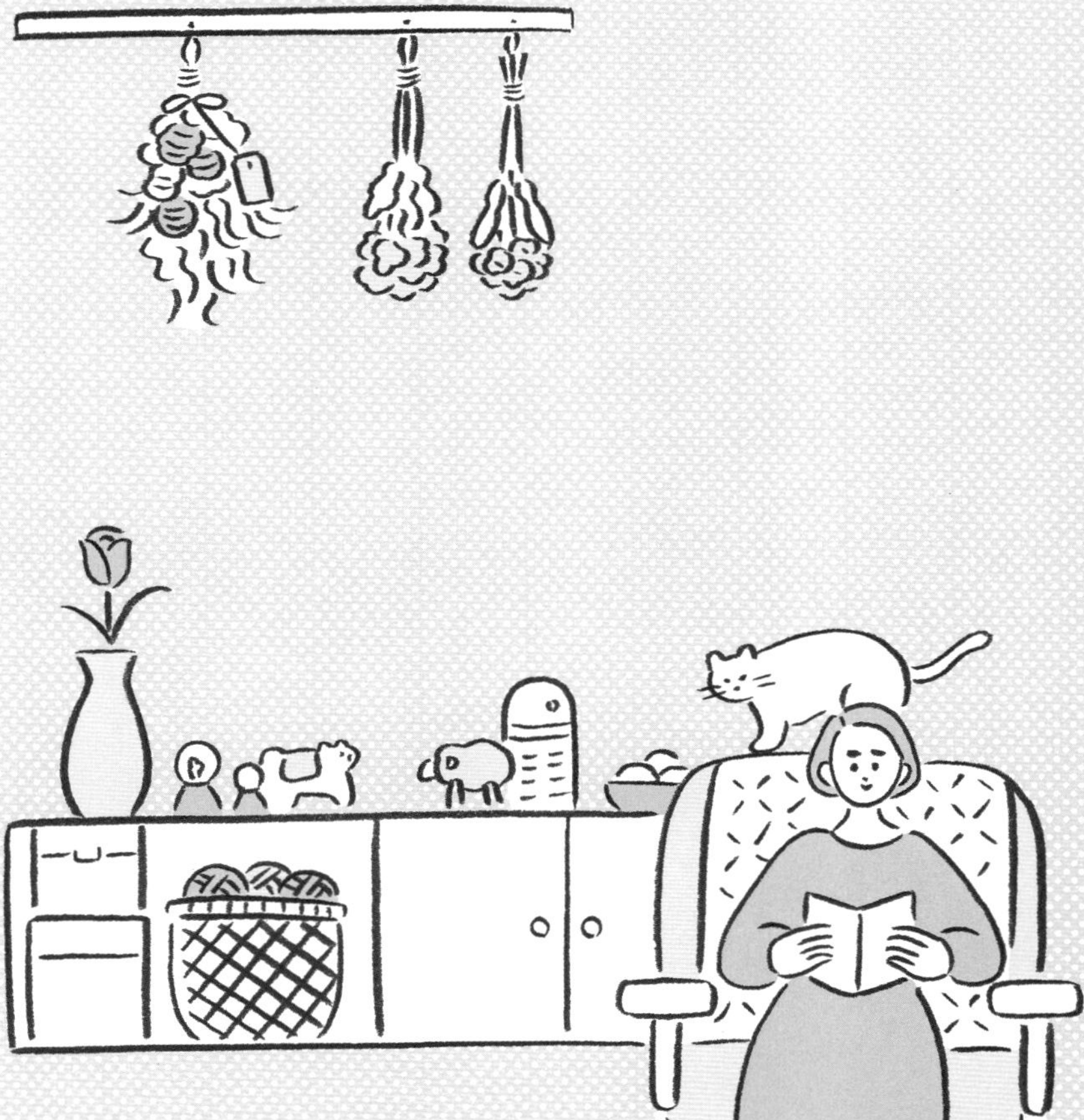

1 心をふんわり癒やす香りのオブジェ

羊のディフューザー

ふわふわの羊毛で作った、ほっこりなごむ羊のディフューザー。段ボールを羊の胴体をイメージして楕円形に切り、小さなピンチを挟んで脚をつけ、手芸用の羊毛を巻きつけて。テーブルや棚などに置き、好みの精油を垂らしたら完成です。ちょっとアレンジして、羊毛の代わりにニュアンスのある毛糸を巻きつけると、また違った雰囲気の羊になりますよ。

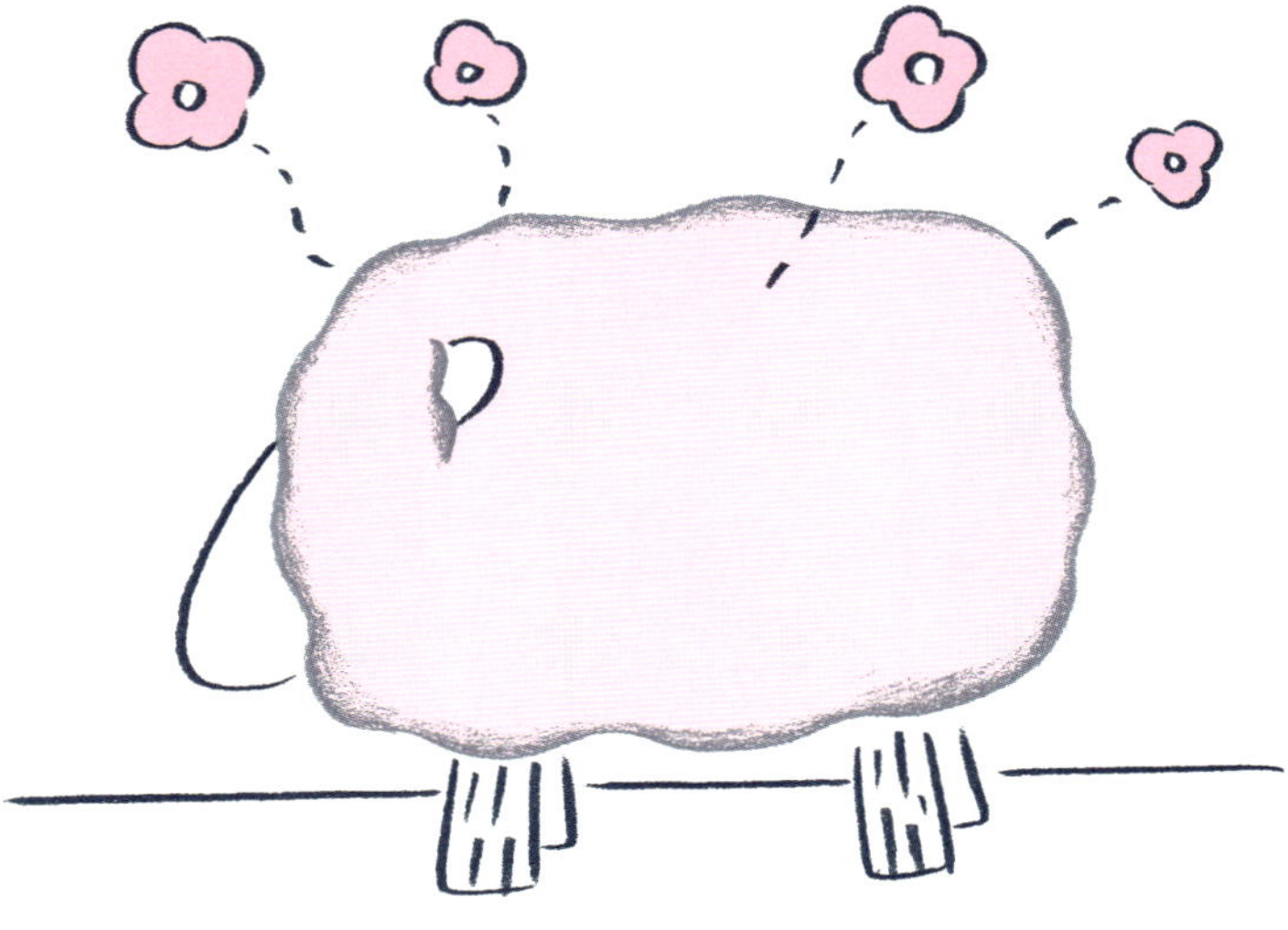

材料（1個分）

段ボール（8×5cmくらいのもの）…… 1枚
木製のピンチ（長さ3.5cmくらいもの）…… 2個
羊毛（手芸用）…… 適量
フェルト …… 適量
好みの精油 …… 2〜3滴

作り方

1 顔が出るように段ボールを楕円形に切り、ピンチを脚になる部分に挟む。フェルトを耳の形に切る。

2 羊毛を長めに引き伸ばし、段ボールにふんわりと巻きつける。フェルト針で巻き終わりを刺して入れ込み、形を整える。フェルトの耳を木工用ボンドで貼る。

3 羊毛部分に好みの精油を垂らす。

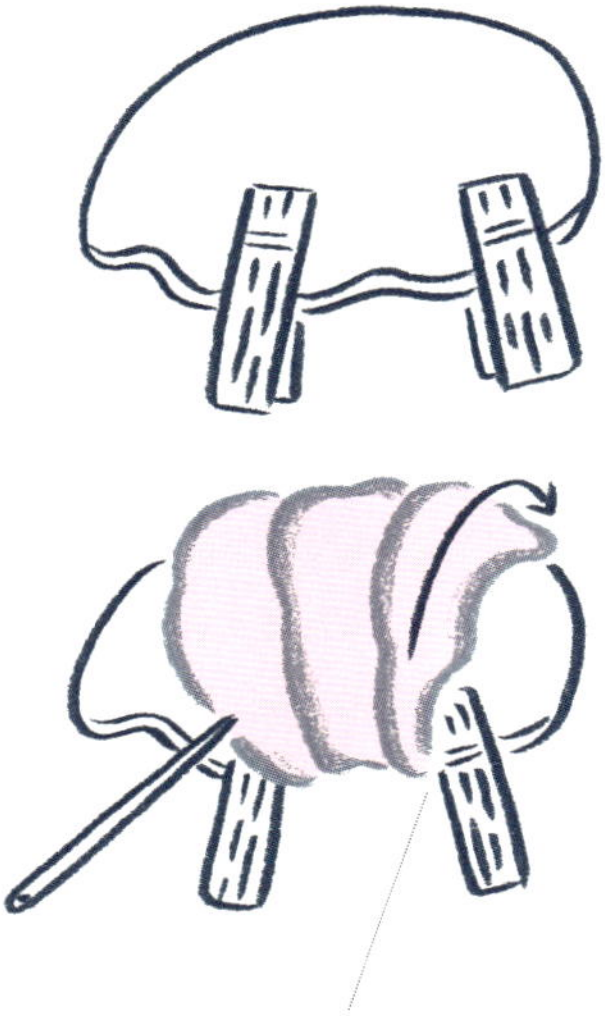

羊毛を脚の付け根が隠れるように巻くと、より羊らしくなります。

クラフト

2 リードに花を咲かせておしゃれ度アップ

お花のリードディフューザー

部屋に置くだけで様になるリードディフューザー。簡単にアレンジして、自分好みのものを作りましょう。「ソラ」という植物の皮で作られたソラフラワーを、リードディフューザー用スティックに差し込むだけで、グッとおしゃれな雰囲気に。空き瓶にリボンや麻ひもを結ぶと、さらにかわいらしくなります。かすみ草などのドライフラワーを一緒に挿すのもおすすめです。

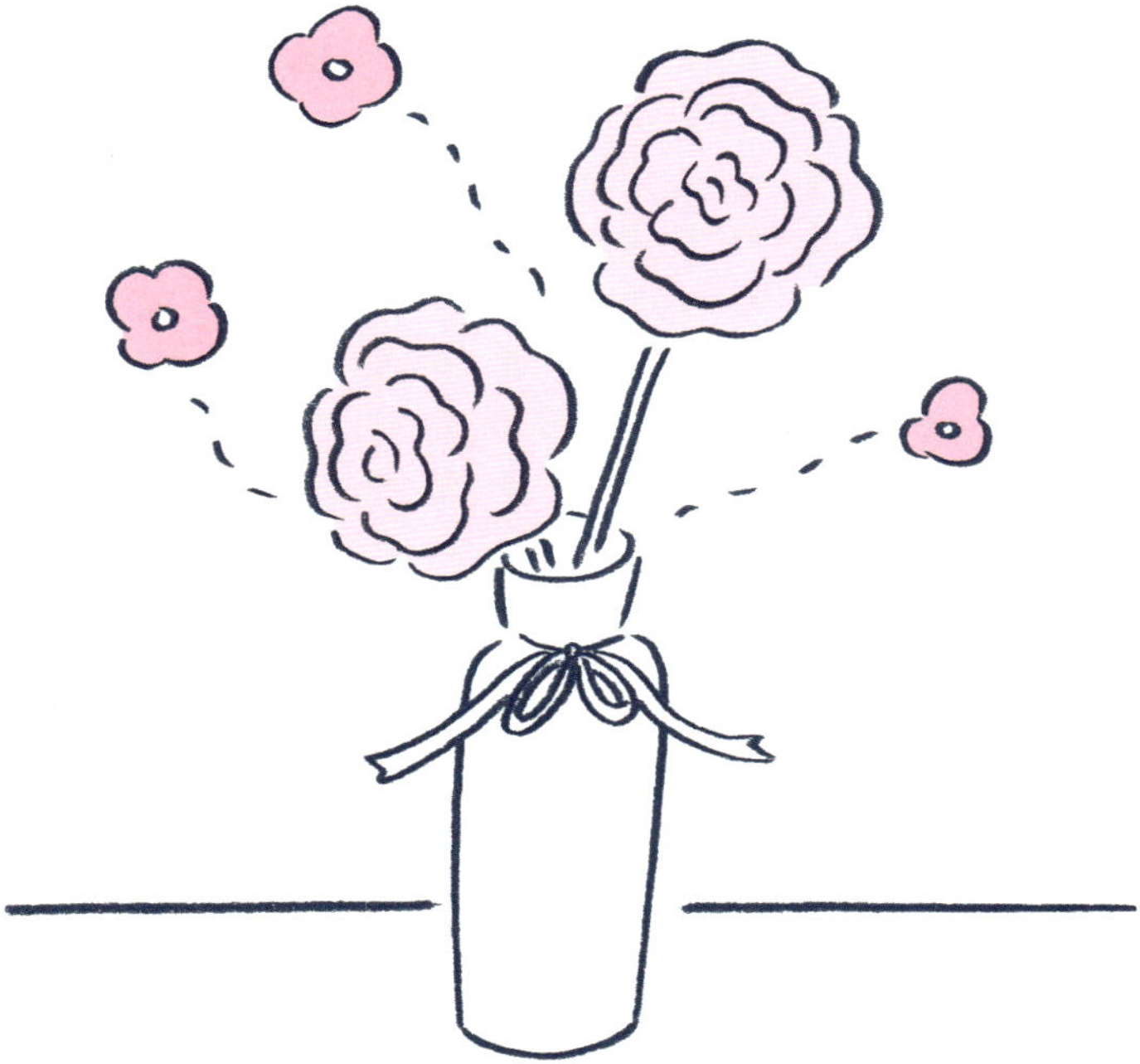

材料（1個分）

ソラフラワー（手芸用、ワイヤーつきのもの）…… 2〜3個
リードディフューザー用スティック（白、ラタンなど）…… 2〜3本
空き瓶（口の狭いもの）…… 1個
【ディフューザー液】
好みの精油 …… 60滴
無水エタノール …… 30mℓ

作り方

1 ソラフラワーのワイヤーを、根元から6mmくらいの場所で切る。スティックの切り口に目打ちで穴を開け、ソラフラワーをグッと差し込む※。

2 空き瓶はきれいに洗い、ディフューザー液の材料を入れて振り混ぜ、1を挿す。ディフューザー液がなくなるまで楽しめる。

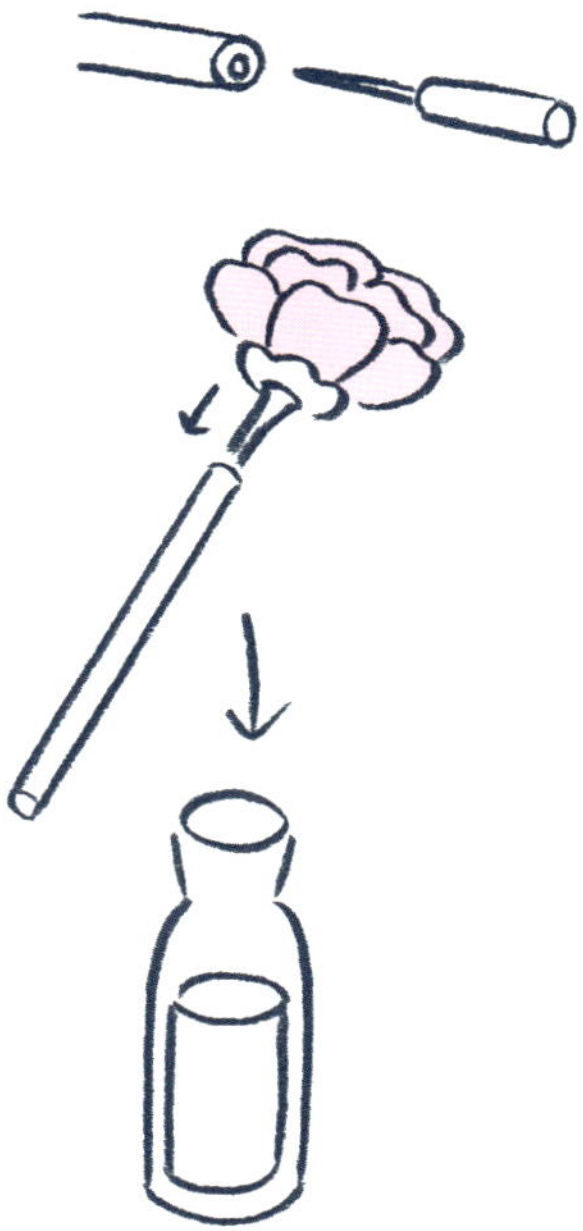

★ ソラフラワーはネット通販や花材店、リードディフューザー用スティックはネット通販やインテリア雑貨店で購入できる。

※ 不安定な場合は、フラワーワイヤーを巻きつけて固定する。密着させると、ディフューザー液がリードをつたってソラフラワーにも届く。

クラフト

3 ナチュラルな雰囲気で壁からいい香り

ウッドビーズとリボンのリース

壁をかわいく飾り、いい香りを部屋に広げるワイヤーリース。クシュッとさせたリボンとウッドビーズを組み合わせたシンプルな作りですが、自慢したくなるような凝った仕上がりになります。精油をしみ込ませるので、ウッドビーズは無塗装のものを使いましょう。リボンに香りをつけたいときは、精油によっては色がつく場合があるので、目立たないところで試してみて。

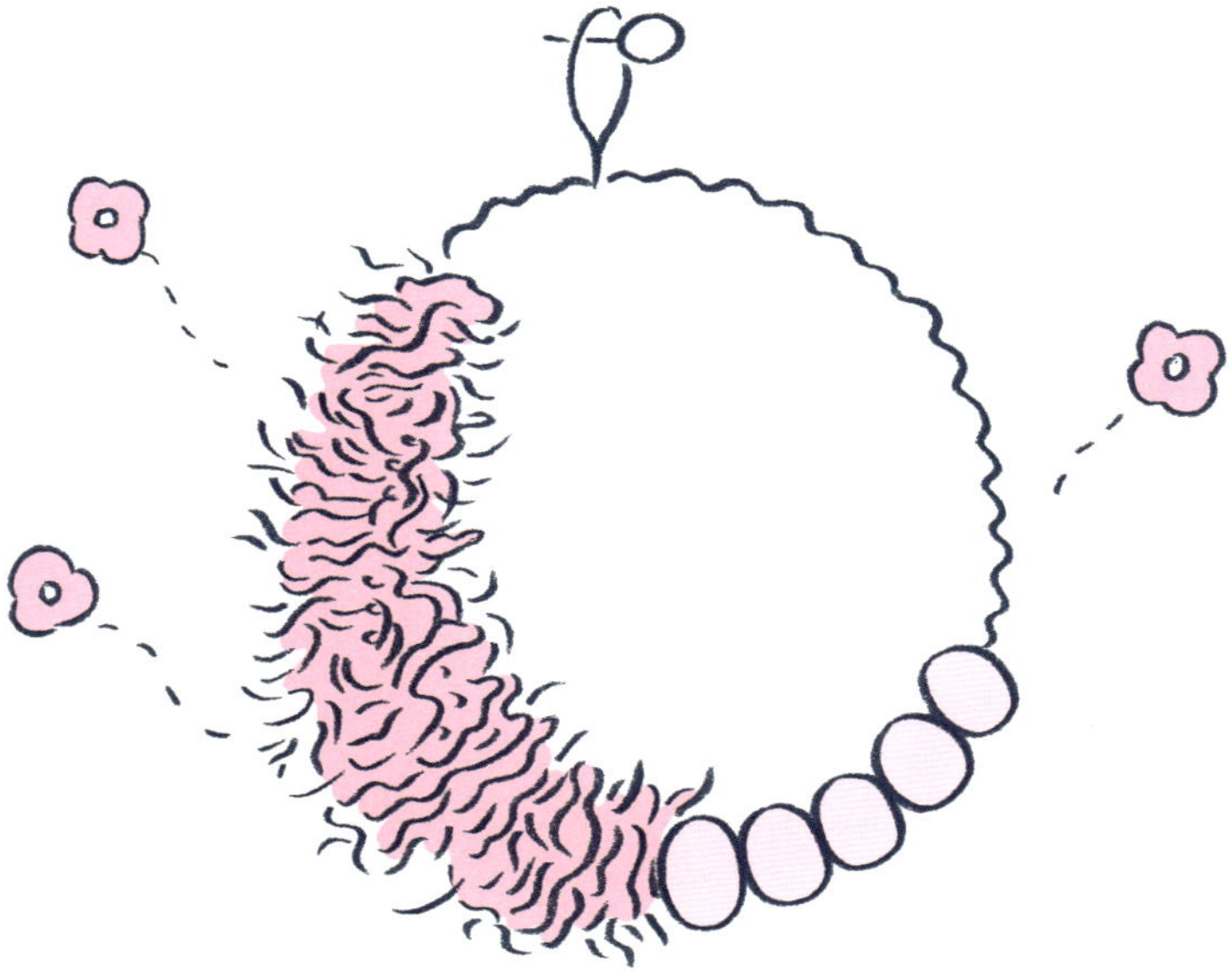

材料（1個分）

ウッドビーズ（無塗装のもの、直径2cmくらい）……約5個
ニュアンスのあるリボン、引き揃え糸、変わり糸など（2〜2.5m）……3〜4本
カラーワイヤー（被膜のあるもの、径2.0mm）……約70cm
カラーワイヤー（被膜のあるもの、径1.5mm）……約12cm
好みの精油……適量

作り方

1 リボンの端を揃えて束ね、指でざっくりとくさり編みする。

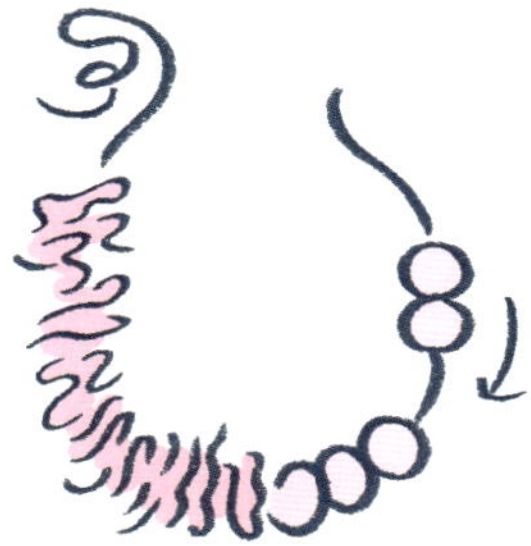

2 太いワイヤーにリボンを縫うように通してクシュッとさせる。さらにウッドビーズを通し、ワイヤーを直径14cmくらいの輪にして留める。リボンとウッドビーズを通していない部分に、残りのワイヤーをくるくると巻きつける。

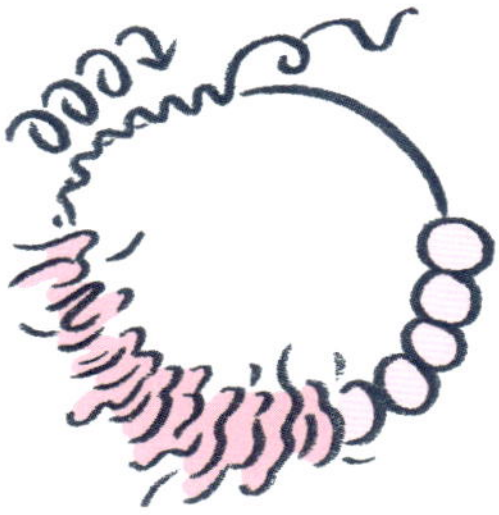

3 細いワイヤーでフック部分をつける。ウッドビーズやリボンに好みの精油を垂らす。

★リボンはおしゃれな毛糸や切り裂いた布などで代用しても。材料はすべてネット通販や手芸店で購入できる。

4 お気に入りを香りのインテリアに

アロマタグで香りのスワッグ

植物を束ねて壁を飾るスワッグ。でき上がったばかりのものは、緑豊かな香りが楽しめますが、時間とともに香りがなくなってしまいます。そんなときはアロマタグをつけ、スワッグに香りをプラスして。フェルトシール部分に垂らせば、比較的香りが長持ちします。このアロマタグをタペストリーの端や、ハーバリウムのキャップ部分につけるのもおすすめです。

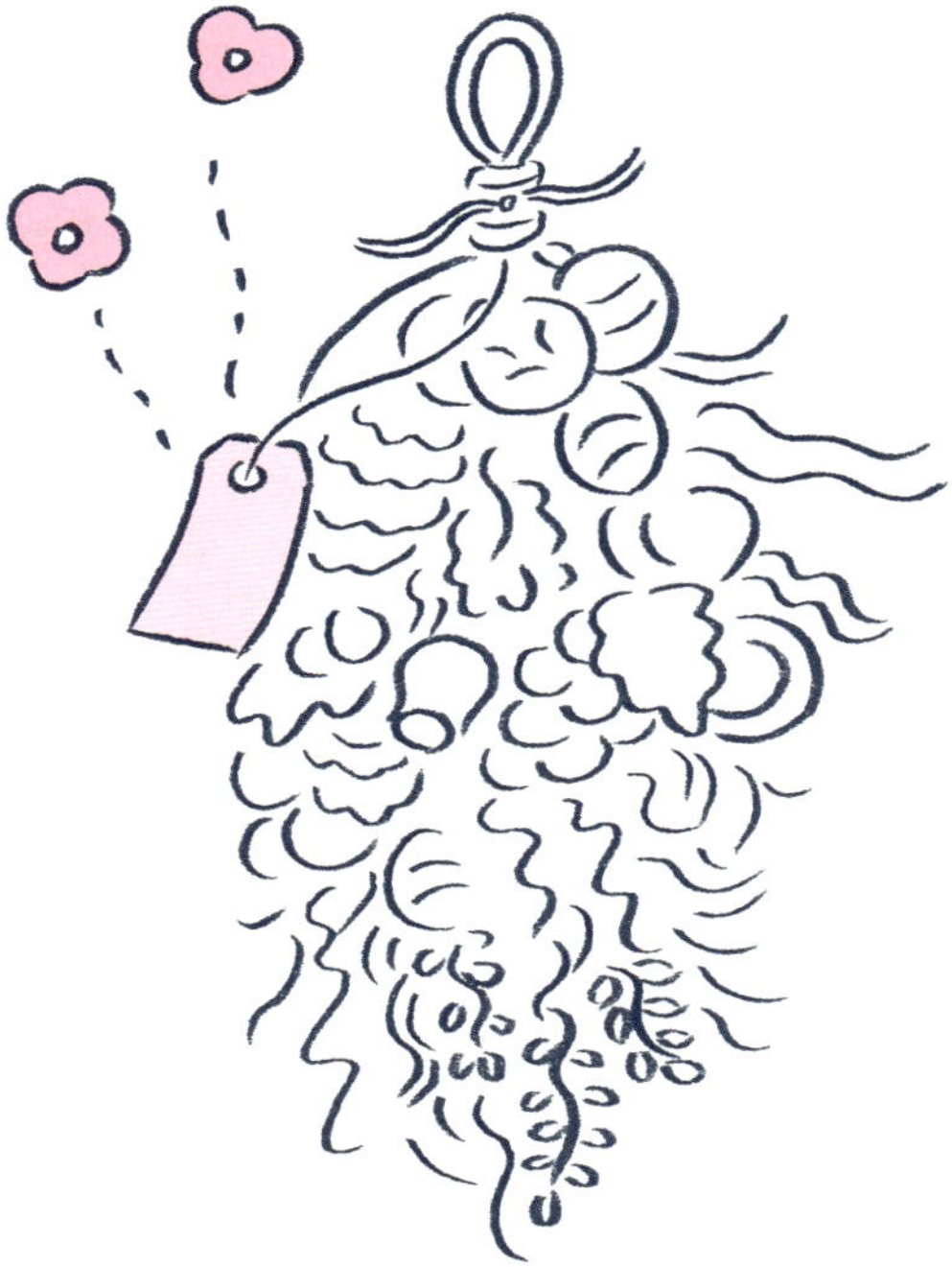

材料（１個分）

スワッグ……１個
タグ用の厚めの紙……１枚
フェルトシール（丸いもの）……１枚
ひも……適宜
好みの精油……2～3滴

作り方

1 タグ用の厚めの紙の裏側にフェルトシールを貼り、穴を開けてひもを通す。

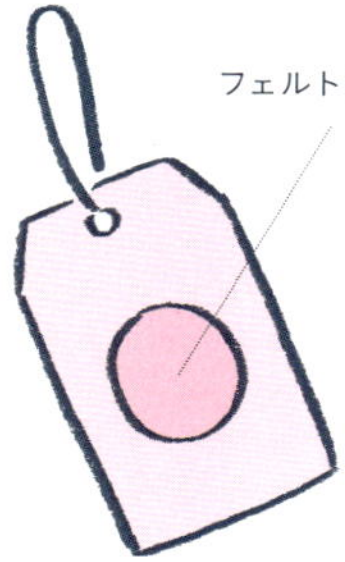

2 フェルトに好みの精油を垂らし、スワッグにつける。

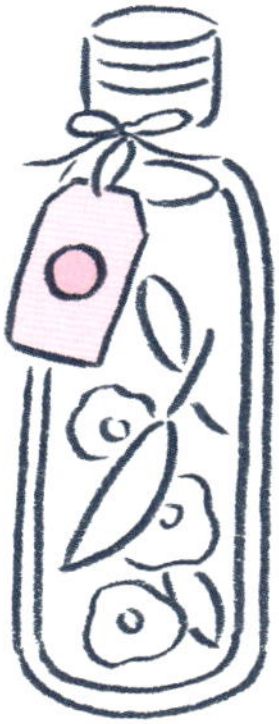
ハーバリウムにつける。

タペストリーにつける。

相手への思いが伝わる香りのギフト

クラフト

5 香るポチ袋つきペーパーバッグ

プレゼントを渡すとき、ペーパーバッグに香りのポチ袋をつけてみませんか。市販のポチ袋も使えますが、お気に入りの絵柄の紙を見つけたら、ぜひ手作りしてみて。精油をしみ込ませたコットンを入れ、ペーパーバッグの持ち手につけると、香りもプレゼントできます。香りが残っているうちはポチ袋をはずし、引き出しやバッグなどに忍ばせて楽しんでもらいましょう。

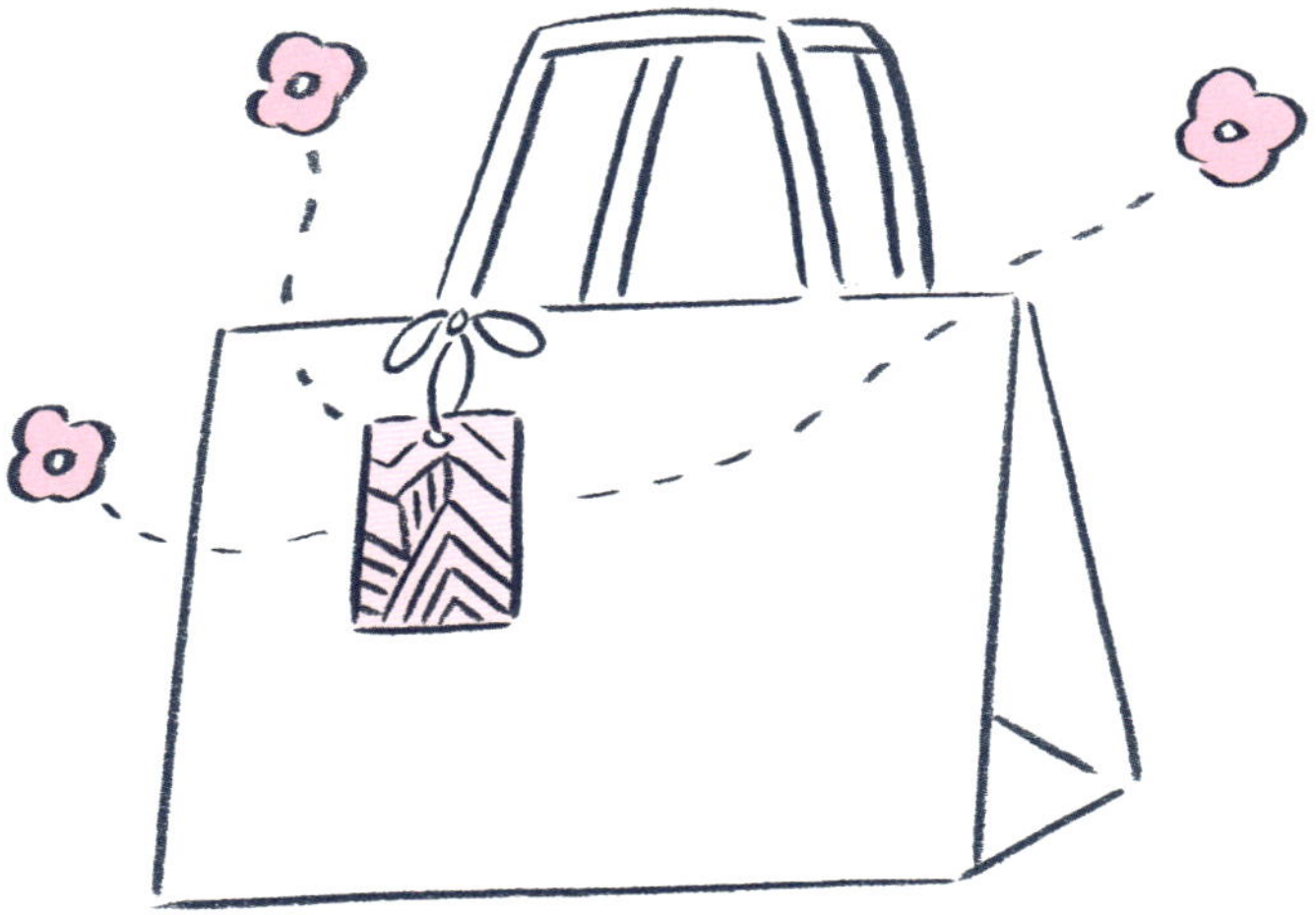

材料（1個分）

好みの紙（10×7.5cmくらい）…… 1枚
コットン …… 1枚
好みの精油 …… 1〜2滴
ひも …… 適宜
ペーパーバッグ …… 1枚

作り方

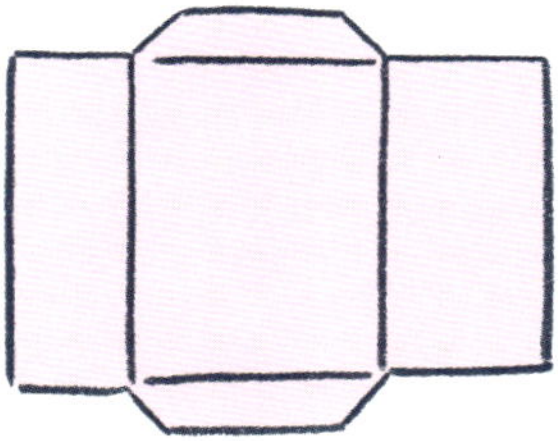

1 好みの紙を右記のような形に切り、のりづけしてポチ袋を作る。

2 コットンに好みの精油を垂らし、ポチ袋に入れる。穴を開けてひもを通す。

3 ペーパーバッグの持ち手にポチ袋をつける。

★ポチ袋の紙は、和紙や気に入った包装紙などでも。

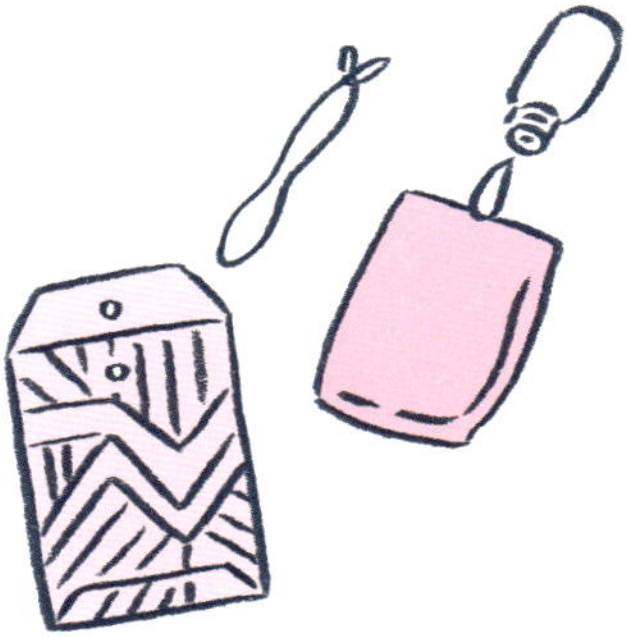

クラフト

6 温かさと香りで目の疲れをやわらげて

サシェつき香りのアイピロー

デスクワークが続いて目が疲れたときは、香りをプラスしたアイピローで目元をリラックスさせましょう。アイピローのカバーに手作りのサシェを入れて使えば、香りのアイピローのできあがり。温かさで目元の血流がよくなり、香りで気持ちも緩みます。香りがなくなったら、サシェは精油を垂らせばＯＫ。サシェは目に直接当たらないように使いましょう。

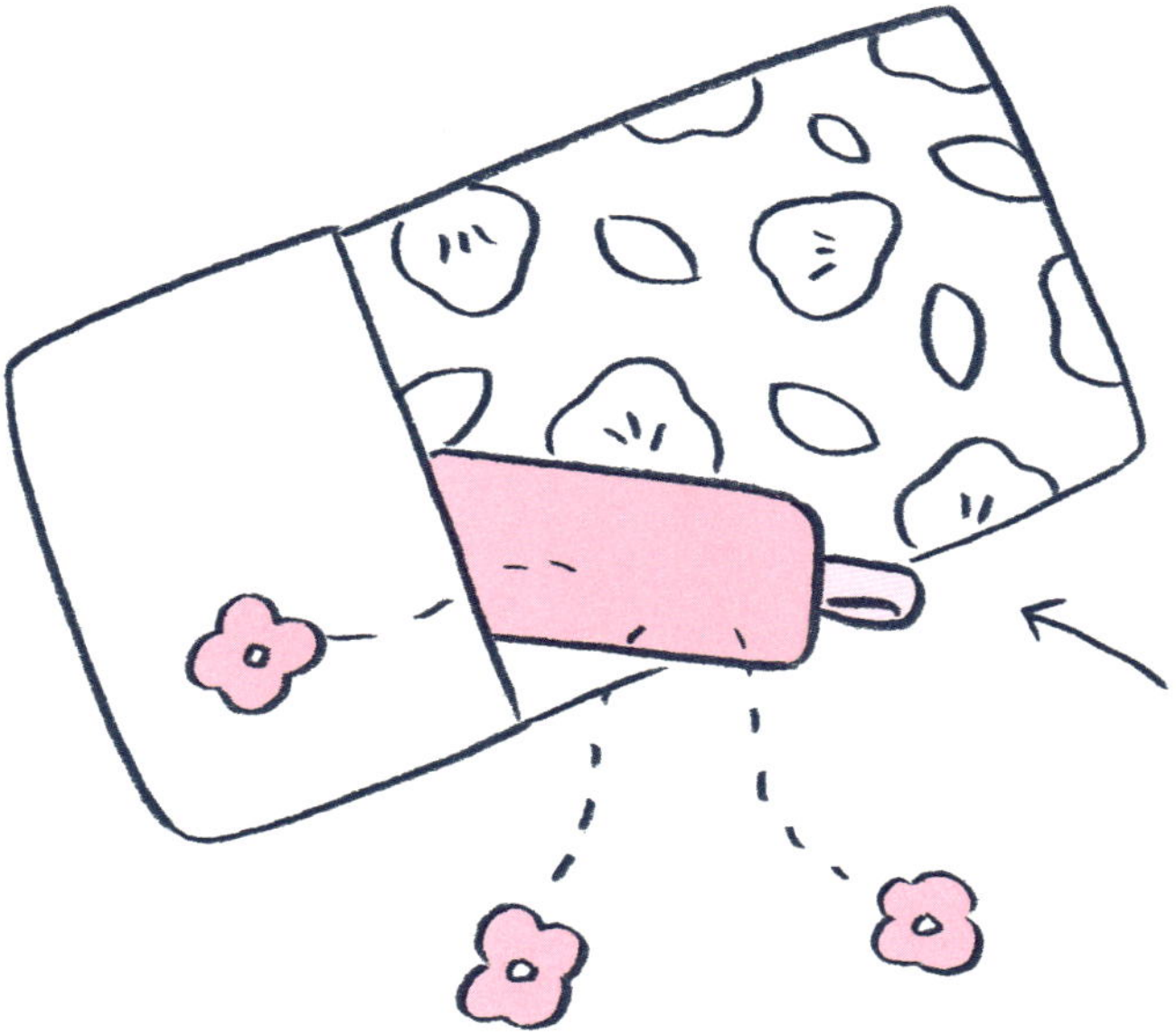

材料（1個分）

【アイピロー】

市販のアイピロー（カバーつきのもの）……1個

【サシェ】

好みの布（8×6.5cm）……1枚

羊毛……適宜

リボン……適宜

好みの精油……1滴

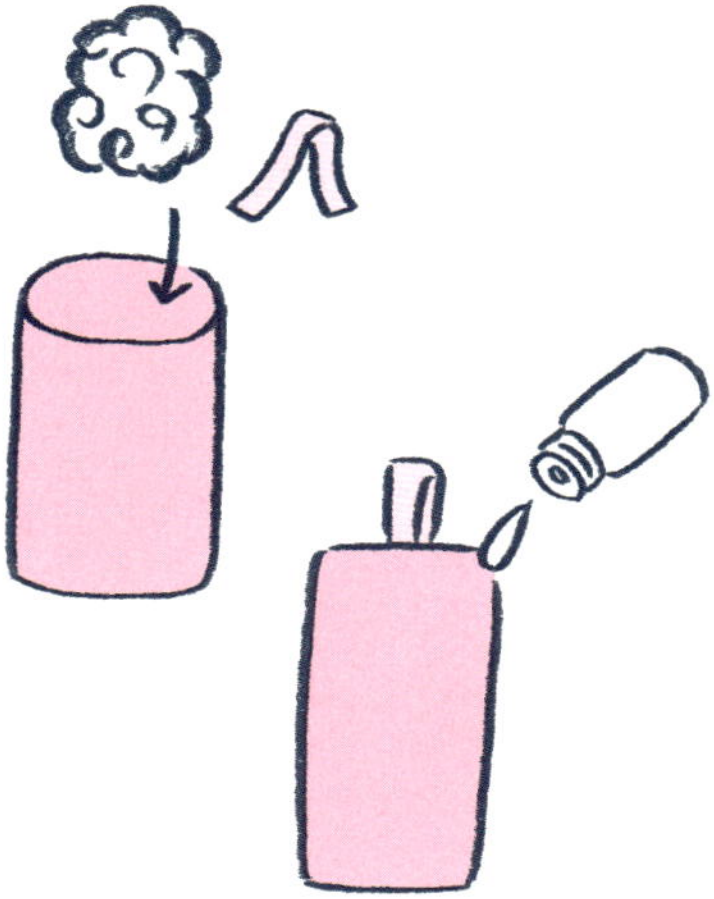

作り方

1 布を中表にして半分に折り、二辺を縫う。表に返して羊毛を入れ、リボンを挟み込み、入れ口を縫う。

2 サシェに好みの精油を垂らし、アイピローと組み合わせて使う。

使い方

- アイピロー本体を温めてカバーに入れ、カバーのポケット部分にサシェを差し込む。ポケットがない場合は、本体とカバーの間にサシェを入れて。
- サシェが上になるように目の上に置き、使用時は目を閉じる。

7 好みに合わせて雑貨のように飾れる

簡単ディフューザー

精油がしみ込む材質のものであれば、ディフューザーとして使えます。最も手軽なのがティッシュペーパーですが、見た目を考えると……。そんなときは、フェルトボールや軽石がおすすめ。雑貨感覚で扱えるので、テーブルやデスクに置きっぱなしでも気になりません。部屋全体を香らせることはできませんが、ちょこっと香りを楽しみたいときに役立ちます。

フェルトボールに垂らす。

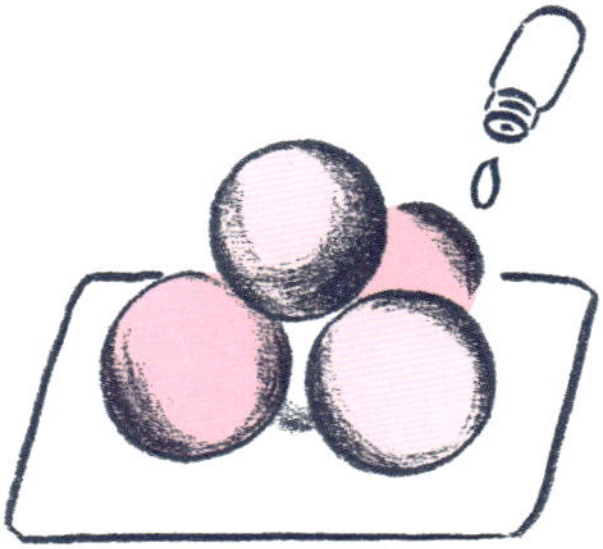

フェルトボールを作って小さめの器に入れ、好みの精油を数滴垂らす。

軽石に垂らす。

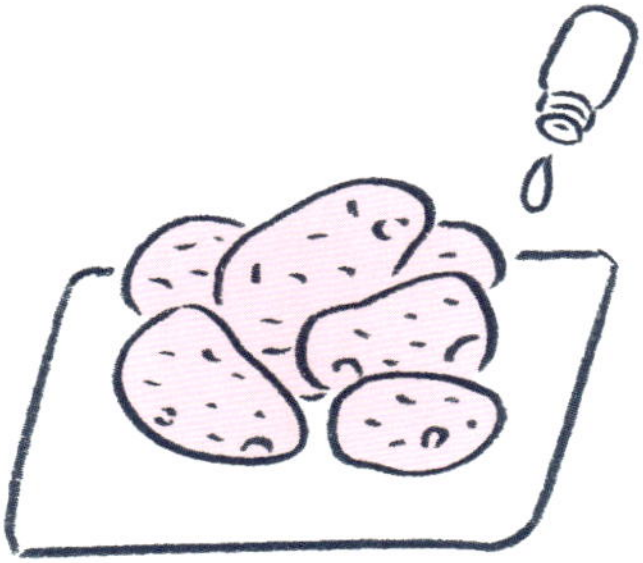

軽石は洗ってしっかりと乾かし、小さめの器に入れ、好みの精油を数滴垂らす。

★入れる器は、ガラスや陶器のものがおすすめ。
木製の場合、精油がしみても大丈夫なものにして。

アロマクラフトQ&A

Q. アロマクラフトを作るときに気をつけることは？

A. 色のついた精油は、クラフトに色がつくので注意しましょう。先にティッシュに垂らして、色のつき具合を確認するのもおすすめ。外から見えない部分に垂らす方法もあります。

Q. 精油を選ぶときの注意は？

A. クラフトに使う場合は、肌に直接触れるわけではないので、それほど気にする必要はありませんが、精油によっては鎮静作用の高いものや血圧上昇作用を持つものもあるので、同じ精油を長く使い過ぎないようにしましょう。

Q. 一度つけた精油と違う精油を使っても大丈夫？

A. 香りが混ざっても、そこまで嫌な香りになることはありません。もし、ちょっと好みではないと思ったら、新しくクラフトを作り直すことをおすすめします。

Q. 不器用だけど、私でもできる？

A. クラフト作りは、細かいことを気にしなくても大丈夫。ちょっとラフな部分があっても、飾ってみると思いのほか気にならないもの。気軽に楽しんでみてください！

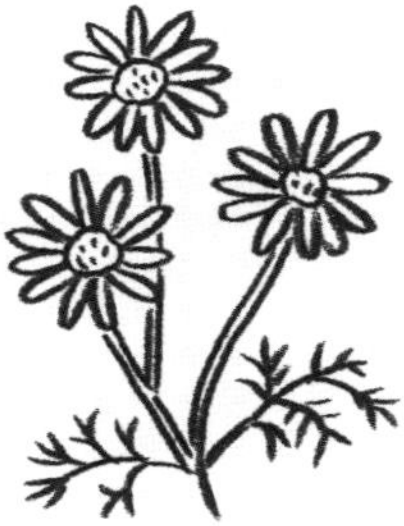

CHAPTER

3

12星座が導く マイアロマでハッピーに！

12星座を象徴するアロマは、
あなたを支えるお守りのような存在。
疲れたときのケアに「マイアロマ」を
取り入れてみましょう。

占星術とアロマについて

占星術のはじまり

星占いのベースになっている占星術は、紀元前3000年以上前、古代バビロニアで体系化されました。農作物を育てるための天体観測がその起源で、国の繁栄や戦の勝敗なども、星の動きから占われていたようです。やがて、ギリシャやエジプトに伝わり、個人を占うものになっていったといわれています。

星座とハーブのつながり

病気を治す薬として、ハーブが使われていたヨーロッパ。古代から続くハーブ薬のレシピや星とハーブの関わりは、17世紀、イギリスのハーバリストで占星術家でもあったニコラス・カルペパーの書物により、多くの人に知られるようになりました。12星座にはそれぞれ対応している天体（支配星）がありますが、この支配星の特徴から導き出されたのが、12星座を象徴するハーブです。このハーブは精油に置き換えることができます。

「マイアロマ」は自分を輝かせる香り

それぞれの星座に対応している精油「マイアロマ」は、自分を支えてくれるお守りのようなもの。疲れていたり悩んでいたりして、自分を発揮できないときにその香りを嗅ぐと、本来のパワーを取り戻すことができます。ぜひココロとカラダのメンテナンスに取り入れてください！

おひつじ座（3/21～4/19生まれ）

新しい分野を切り開く開拓者

新しいことに対して、緊張どころかワクワクしてしまうおひつじ座。リスクを恐れず、頭にひらめいたことを実行していく情熱と行動力を持っています。しかし、無理をして、頭がパンパンになってしまうことも。ジンジャーやブラックペッパーなどのスパイス系の精油は、血行やリンパの流れを促す働きがあり、あなたのひらめきをサポートしてくれるはずです。

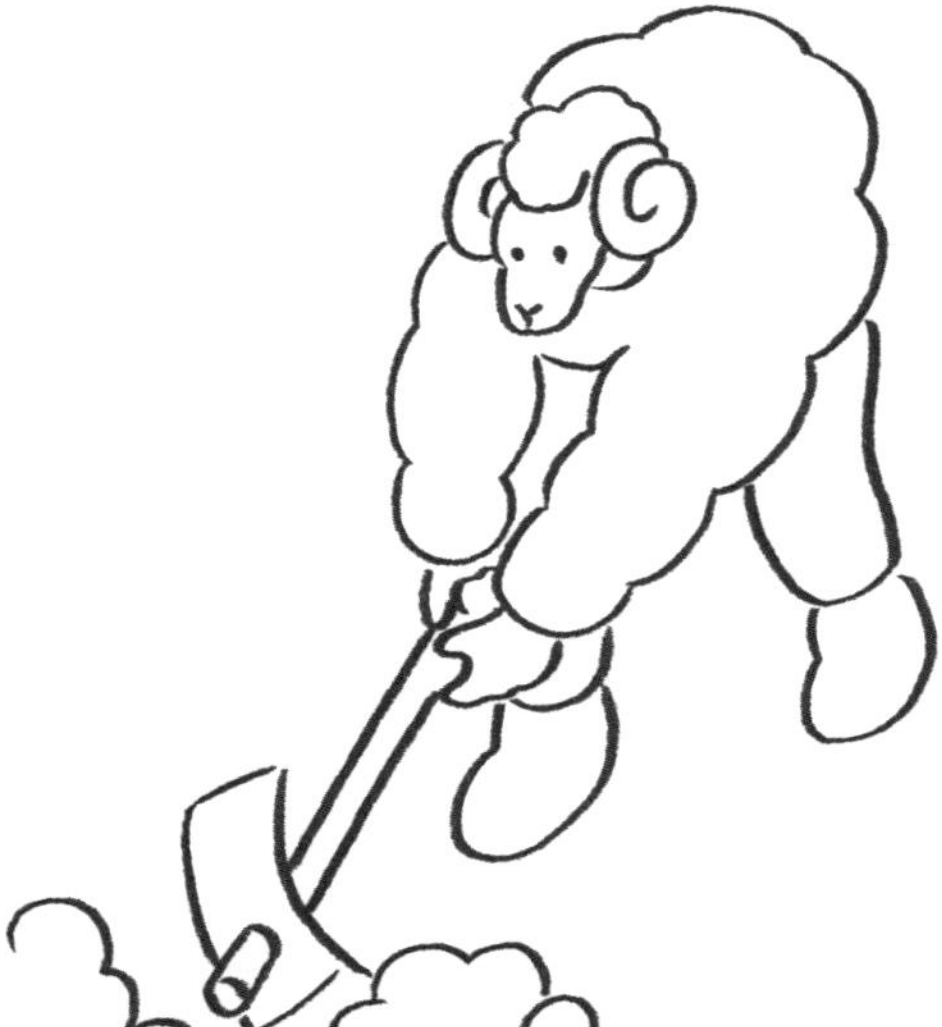

-MY AROMA-

ジンジャー

ブラックペッパー

疲れが出やすいところ

- 頭部
- 顔の上部

おすすめアロマケア

ヘッドマッサージ

いつも頭をすっきりさせておくのが、自分らしさを発揮するポイント。考えすぎて頭が疲れたら、清涼感のあるアロマオイルでヘッドマッサージしましょう（P.082参照）。

おうし座（4/20〜5/20生まれ）

地に足をつけて自分の感覚で動く

どっしりと落ち着きがあり、いつも慎重に行動するおうし座。やさしく誠実で、感情的にふるまうこともありません。何事にも妥協しない強さを持つ反面、執着すると頑固になってしまうこともあるようです。いろいろ考えすぎて、ネガティブな思考になってしまったら、イランイランやパルマローザなど、華やかさを感じるアロマを嗅いで、気持ちを解放させましょう。

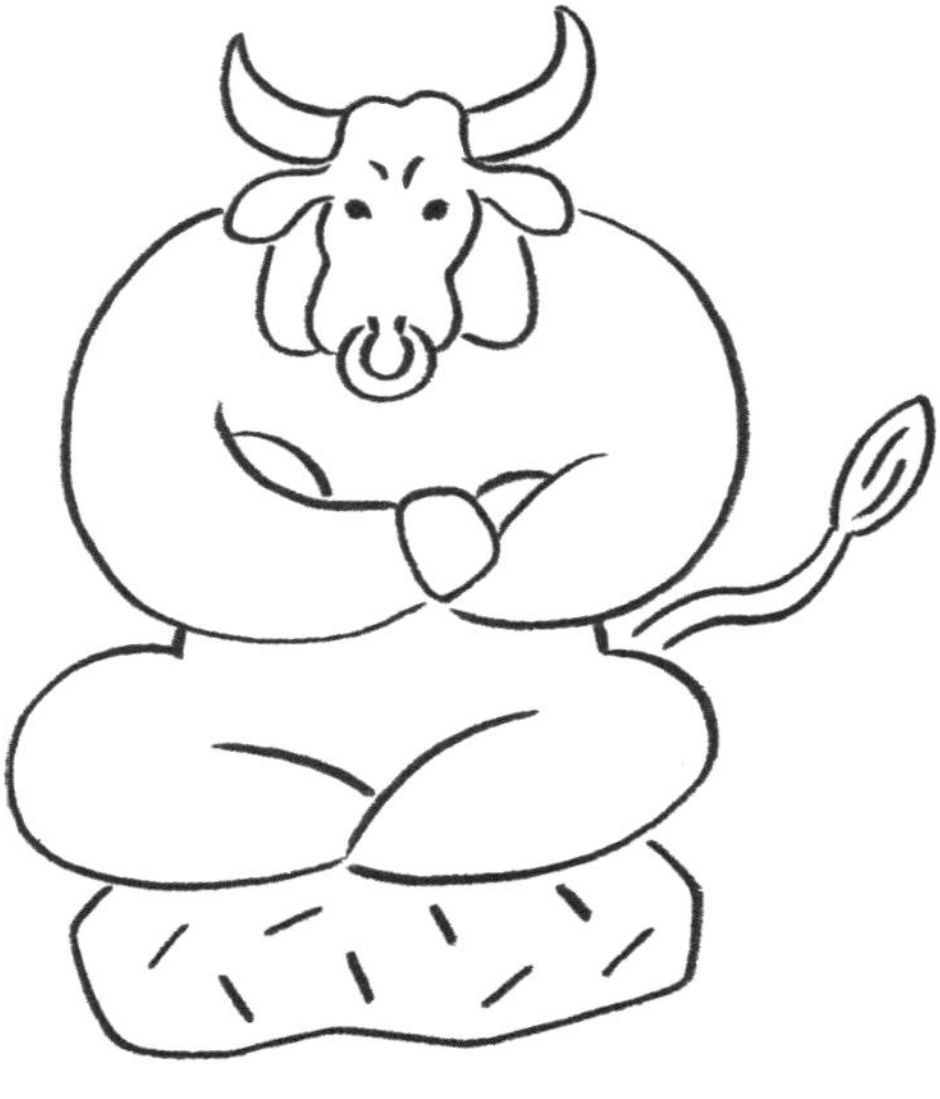

MY AROMA

イランイラン
パルマローザ

疲れが出やすいところ

- 耳
- 口
- 首
- 頸椎

おすすめアロマケア

香りと五感を組み合わせて楽しむ

五感を喜ばせながら香りを嗅ぐと、心が満たされるはず。アロマキャンドルを灯したり、香りをイメージした音楽を聴いたり、ハーブたっぷりの料理を作ったりしてみて。

ふたご座（5/21〜6/21生まれ）

情報に敏感で会話力はピカイチ

好奇心が旺盛で、情報を集めるのが得意なふたご座。フットワークが軽く、コミュニケーション能力に優れているので、一目置かれることもあるでしょう。しかし、無駄な情報も入ってきてしまうため、うわさ話からトラブルに巻き込まれることも。そんなあなたにリラックスをもたらすのが、ペパーミントやマジョラム。どちらの香りも、冷静さを取り戻してくれます。

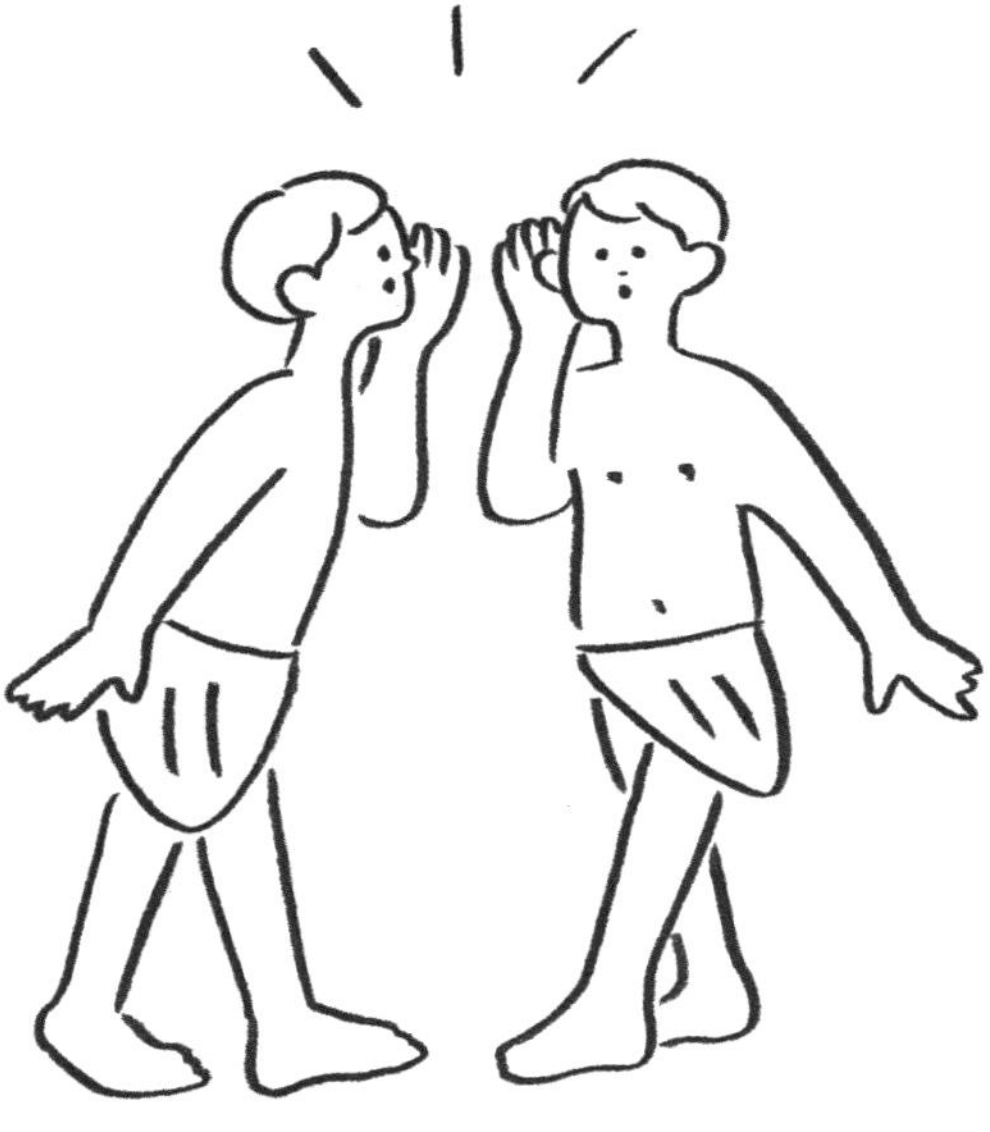

-MY AROMA-

ペパーミント
マジョラム

疲れが出やすいところ

□肩　□腕　□肺

おすすめアロマケア

ハンドマッサージ

ハンドマッサージで美しい手元を保つようにすると、ふたご座の特徴であるコミュニケーション力をさらに高めることができます。ネイルケアなどもおすすめです。

かに座（6/22〜7/22生まれ）

母性本能が強く家族思い

家族や恋人に愛情を注ぎ、何があっても身内を守ろうとするかに座。感受性が鋭く、いつも人の役に立ちたいと思っています。そのため、自分のことは放っておきがちです。人のことばかり考えてストレスが溜まってしまうと、胃や子宮にトラブルを抱えることも。そんなときは、女性ホルモンを整えるクラリセージやストレスを癒やすカモミールが解決してくれます。

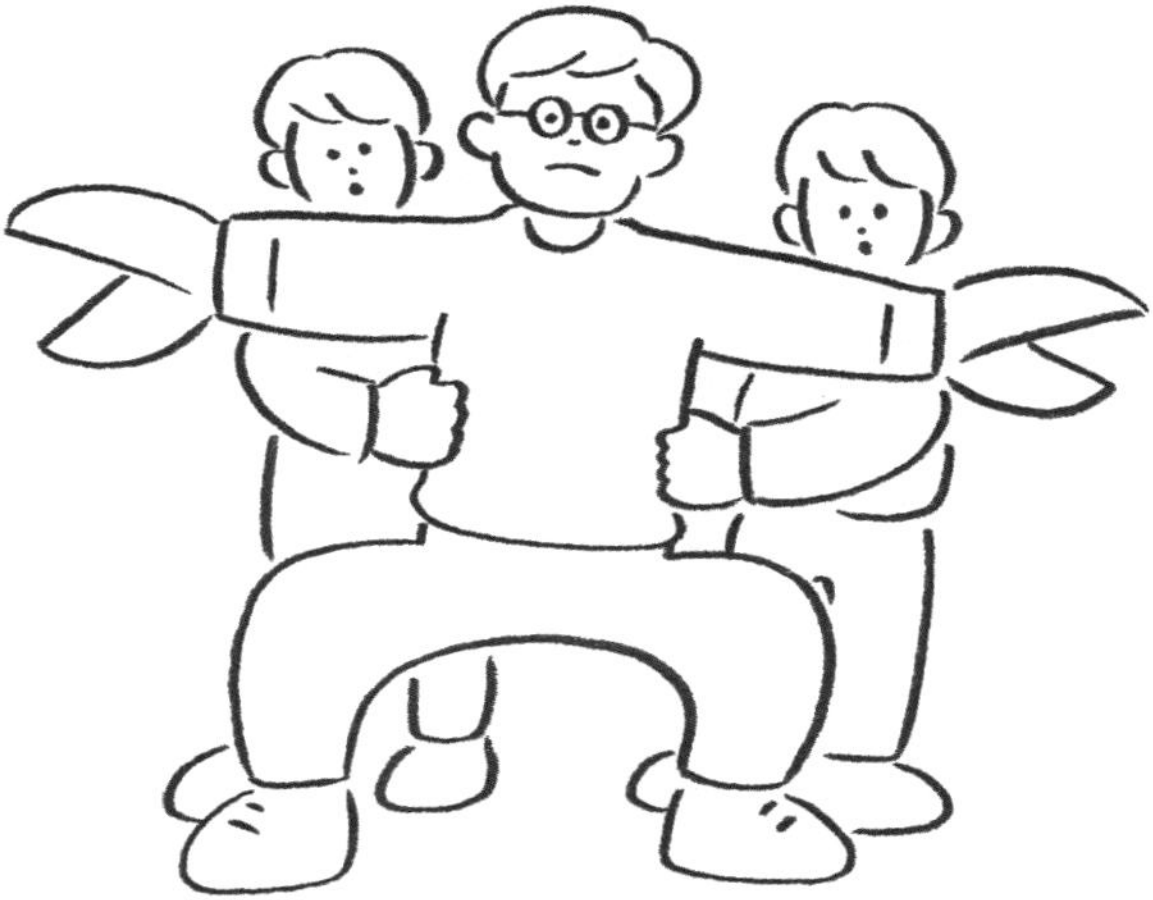

MY AROMA

カモミール
クラリセージ

疲れが出やすいところ

- 胸
- 胃
- 子宮

おすすめアロマケア

デコルテケア

寂しがり屋が多いのもかに座の特徴。カモミールやクラリセージなどのアロマオイルでデコルテをケアすれば、温かな香りで気持ちを穏やかにすることができます。

しし座（7/23～8/22生まれ）

自分が主役の人生を進みたい

何をするにも堂々としていて、威厳すら感じるしし座。自分を表現するのが得意で、自分の人生は自分で作っていきたいと思っています。華やかでリーダーとしての素質があるのも特徴です。強く見られがちな反面、自分でも気づかないうちにストレスが溜まることも。少しでも疲れを感じたら、オレンジやフランキンセンスを嗅いで、明るさを取り戻しましょう。

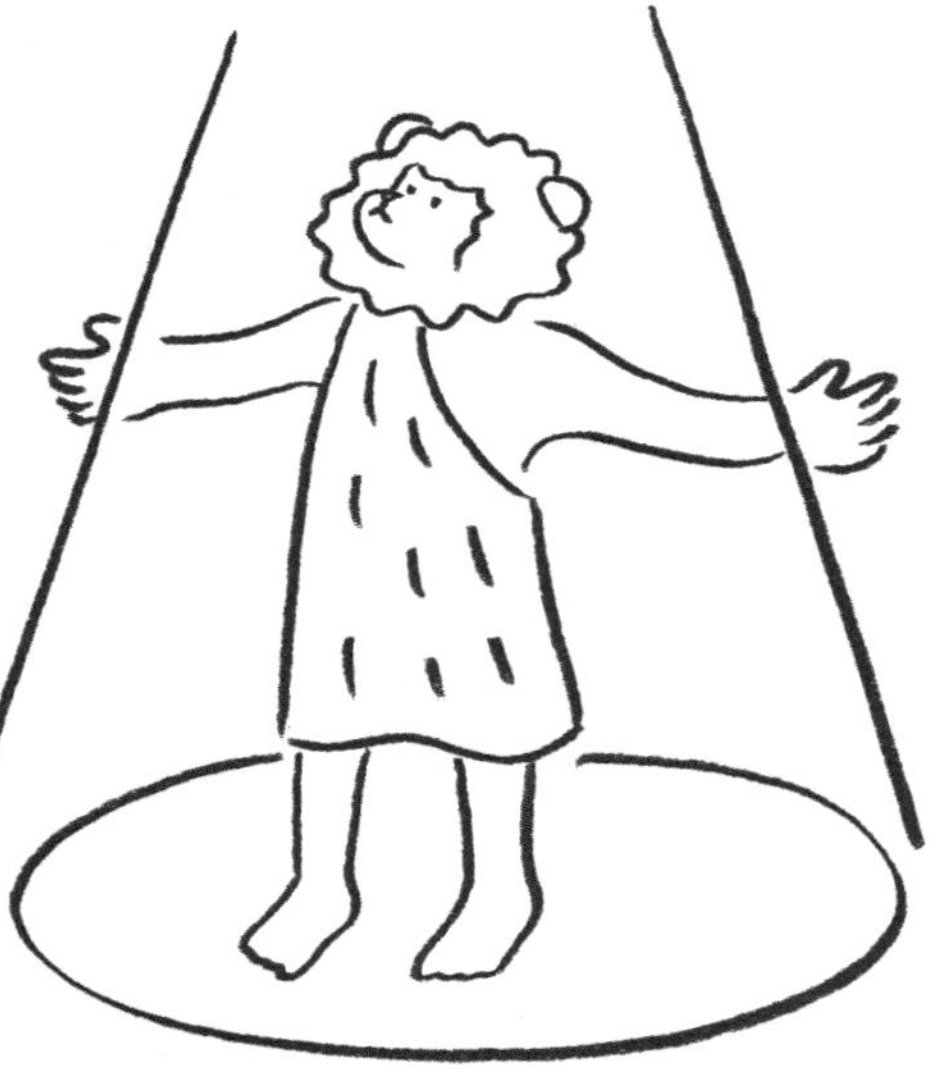

-MY AROMA-

オレンジ

フランキンセンス

疲れが出やすいところ

□心臓　□背中

おすすめアロマケア

アロマを焚く

ストレスが溜まると、動悸や背中の痛みとして現れがち。そんなときはアロマを焚いて、深呼吸しましょう。ヨガで呼吸を深めるのもおすすめです。

おとめ座（8/23〜9/22生まれ）

細やかな心で、人を喜ばせる

常にまわりの人のために行動するおとめ座。世話焼きで、人を喜ばせることが大好きです。物事をテキパキと段取りよく進めていく能力があり、分析力にも長けています。細部にまでこだわる几帳面さが魅力ですが、頭で考えすぎて思い悩むと、腸のトラブルにつながることも。ときにはラベンダーやマジョラムでリフレッシュして、自分を癒やす時間を作りましょう。

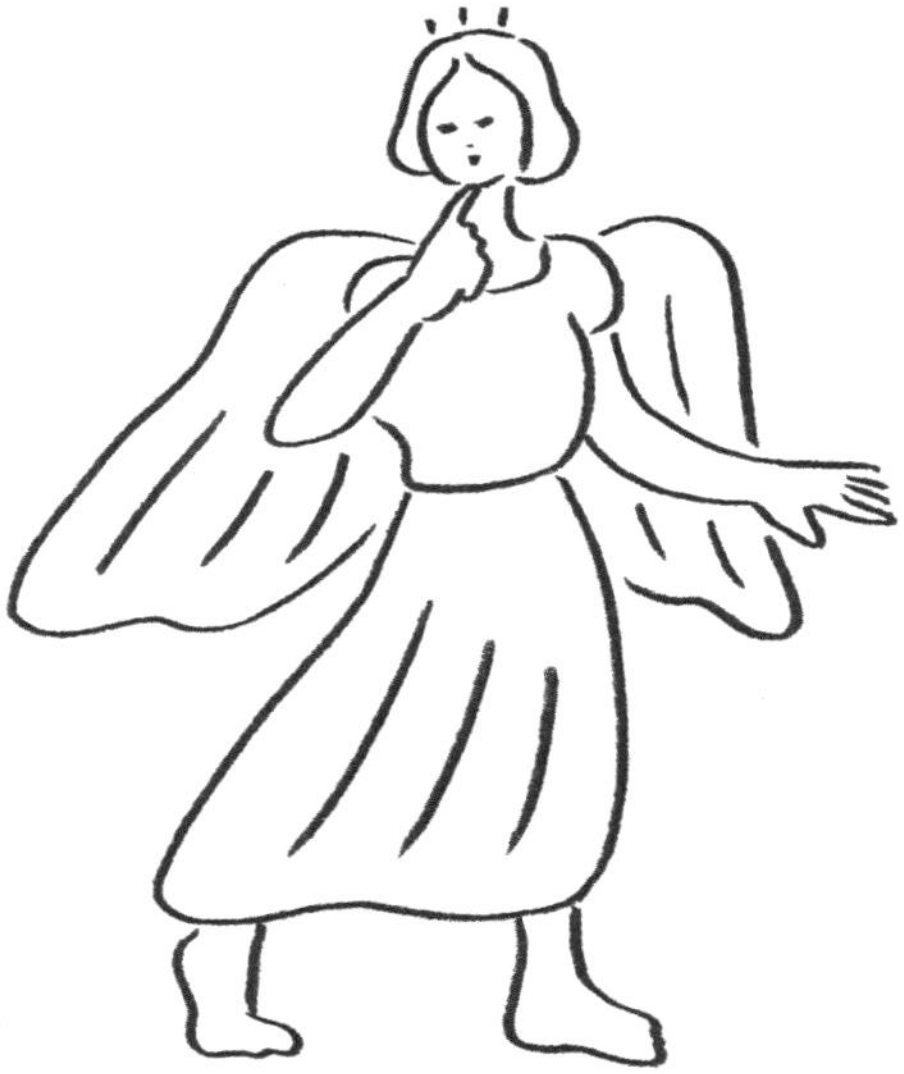

—MY AROMA—

ラベンダー

マジョラム

疲れが出やすいところ

- □腸
- □下半身

おすすめアロマケア

お腹のマッサージ

ストレスが腸にくるタイプなので、ラベンダーなどの緊張をやわらげるアロマオイルで、お腹をやさしくマッサージしましょう。

てんびん座（9/23〜10/23生まれ）

周囲に流されないバランス感覚

センスの良さは抜群で、美的感覚に優れているてんびん座。調和を大切にし、他者との関わりや物事のバランスを、自然ととる傾向があります。そのため、周囲とのコミュニケーションは良好です。心と体のバランスがとれないと、本来の力が発揮できないので、バランスが悪くなっていると感じたら、バランスを調整する働きのある、ゼラニウムやローズを取り入れましょう。

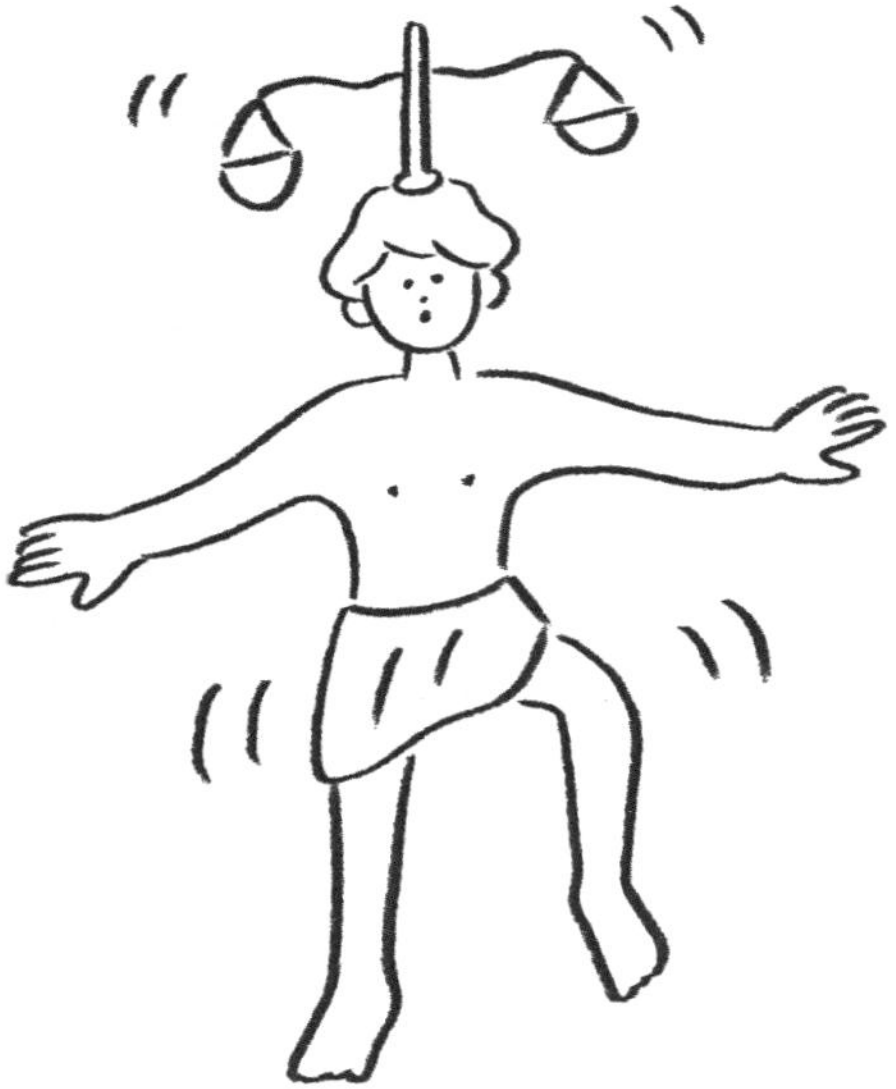

MY AROMA

ゼラニウム
ローズ

疲れが出やすいところ

- 腎臓
- 腰

おすすめアロマケア

アロマを身につける

香り高く華やかな香りを身につけましょう。てんびん座の美的欲求が満たされ、心や体、ホルモンバランスなども整います。

さそり座（10/24〜11/21生まれ）

自分を深く見つめあきらめない

どんなことにも粘り強く、断固たる意志をもって取り組むさそり座。洞察力があり、物事を深く観察して、本物とにせものを見抜きます。また、好きになった人には、とことん愛情を注ぎます。しかし、ひとりで頑張ってしまうと、エネルギー切れを起こしてしまうことも。そんなときは、スパイシー＆エキゾチックなジンジャーやパチュリの香りを取り入れましょう。

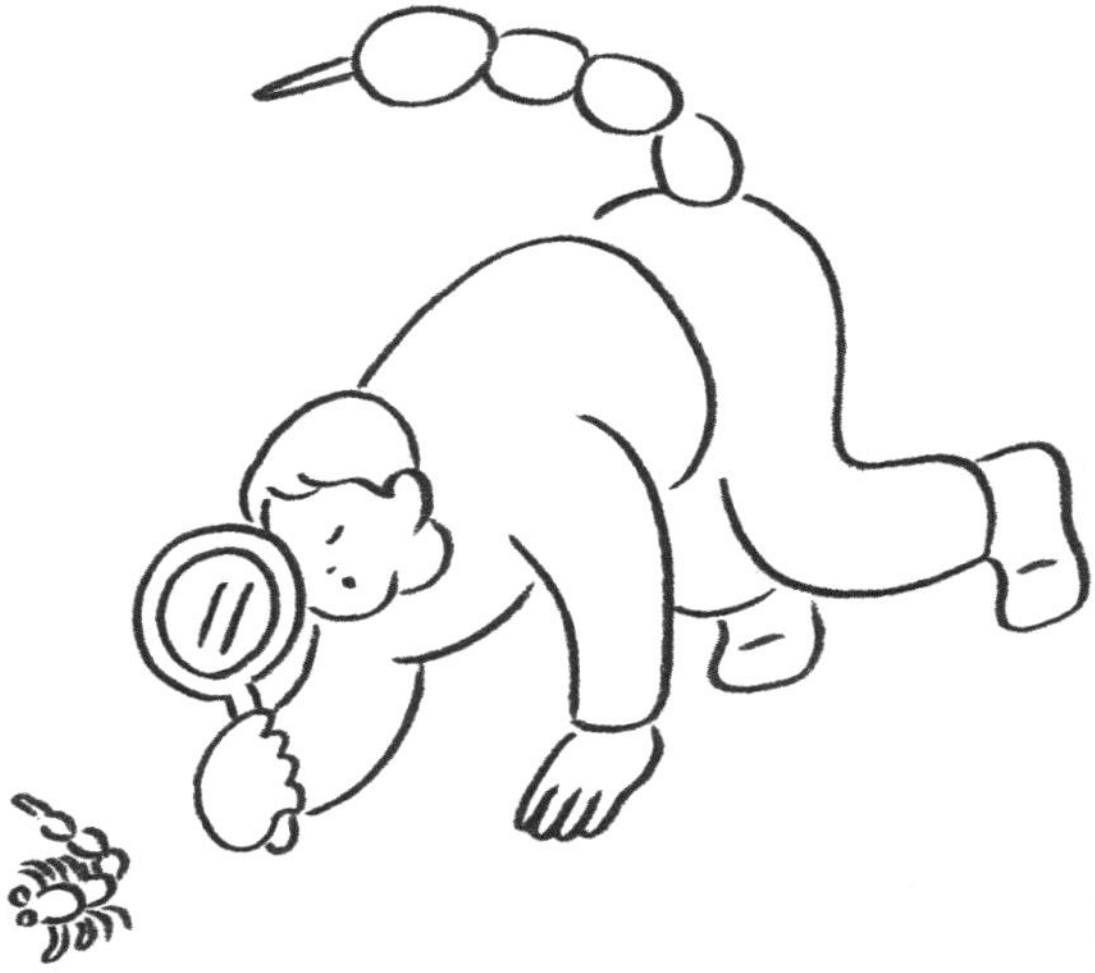

-MY AROMA-

ジンジャー
パチュリ

疲れが出やすいところ

- 直腸
- 生殖器
- 膀胱

おすすめアロマケア

半身浴

すっきりとした香りを加え、半身浴をして腰から下を温めて。月経や排出をスムーズにし、自分の奥底にあるエネルギーを取り戻すことができます。

いて座（11/22〜12/21生まれ）

冒険心にあふれ、高みを目指す

旅や海外に縁があり、視野を広げるために世界をダイナミックに駆け回るいて座。非常に楽観的で、苦労をいとわず物事に取り組み、そこに哲学的な意味を見いだす人もいます。自由でいることが何よりなので、規則に縛られた途端にパワーダウンしてしまう傾向が。ストレスが溜まってしまう前に、ジュニパーで余計なものを外へ出し、ジャスミンで心を解放しましょう。

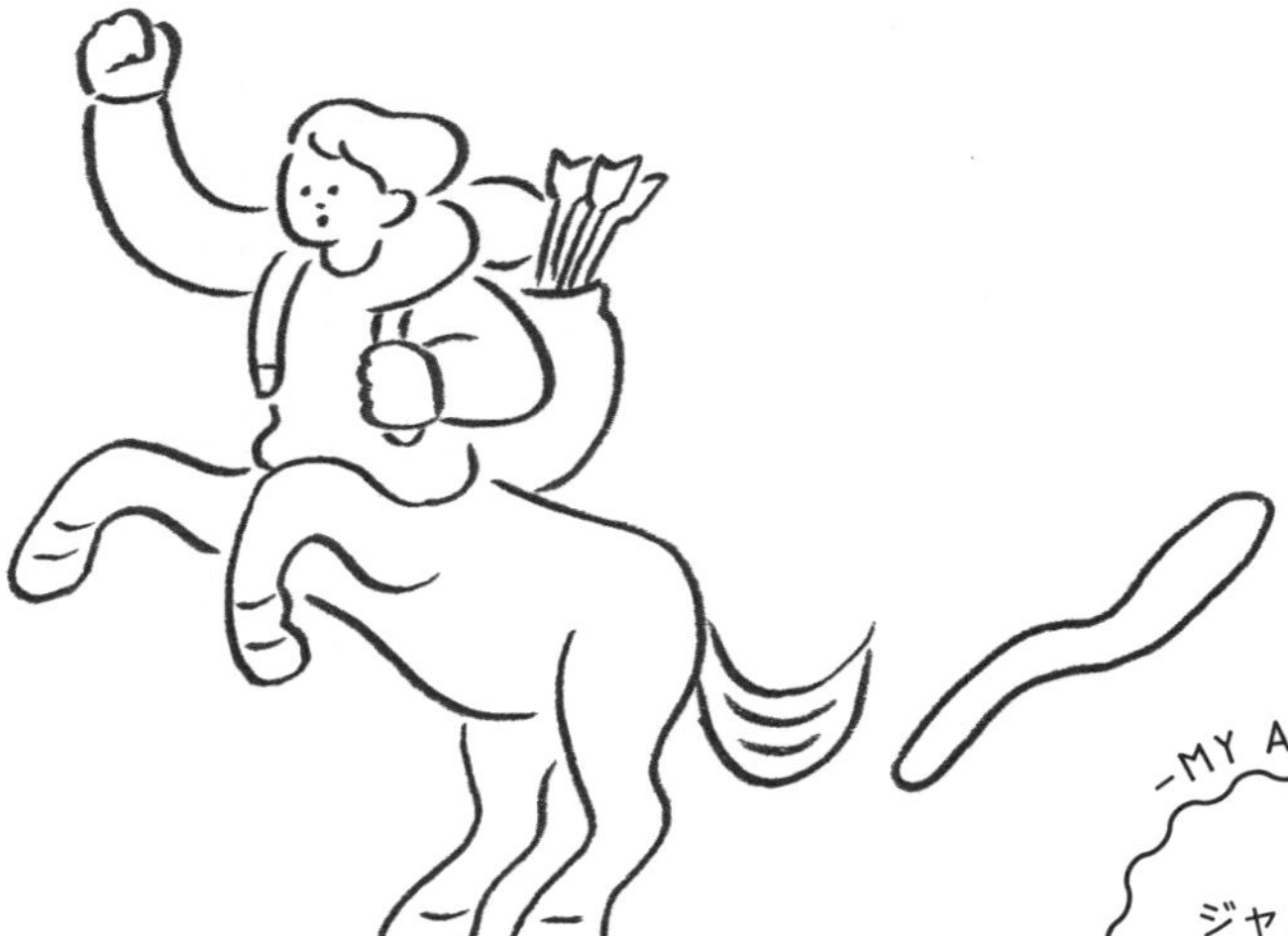

-MY AROMA-

ジャスミン
ジュニパー

疲れが出やすいところ

□肝臓　□太もも

おすすめアロマケア

アロマバス

一日歩き回ったあとは、発汗や利尿作用のある精油を入れたアロマバスにゆっくりつかり、体をすっきりさせましょう。

やぎ座（12/22～1/19生まれ）

強い責任感を持ち社会と関わる

責任感が強く、つねに冷静に物事を進めるやぎ座。伝統や秩序を重んじ、それを人にも広めたいと考える人が多いようです。基礎を大切にしているので、ちょっとやそっとのことでは揺らがない強さもあります。生真面目になり過ぎていたら、樹木を感じさせるサイプレスやサンダルウッドを取り入れて。大自然を思わせる香りが、ガチガチの頭を緩めてくれるはずです。

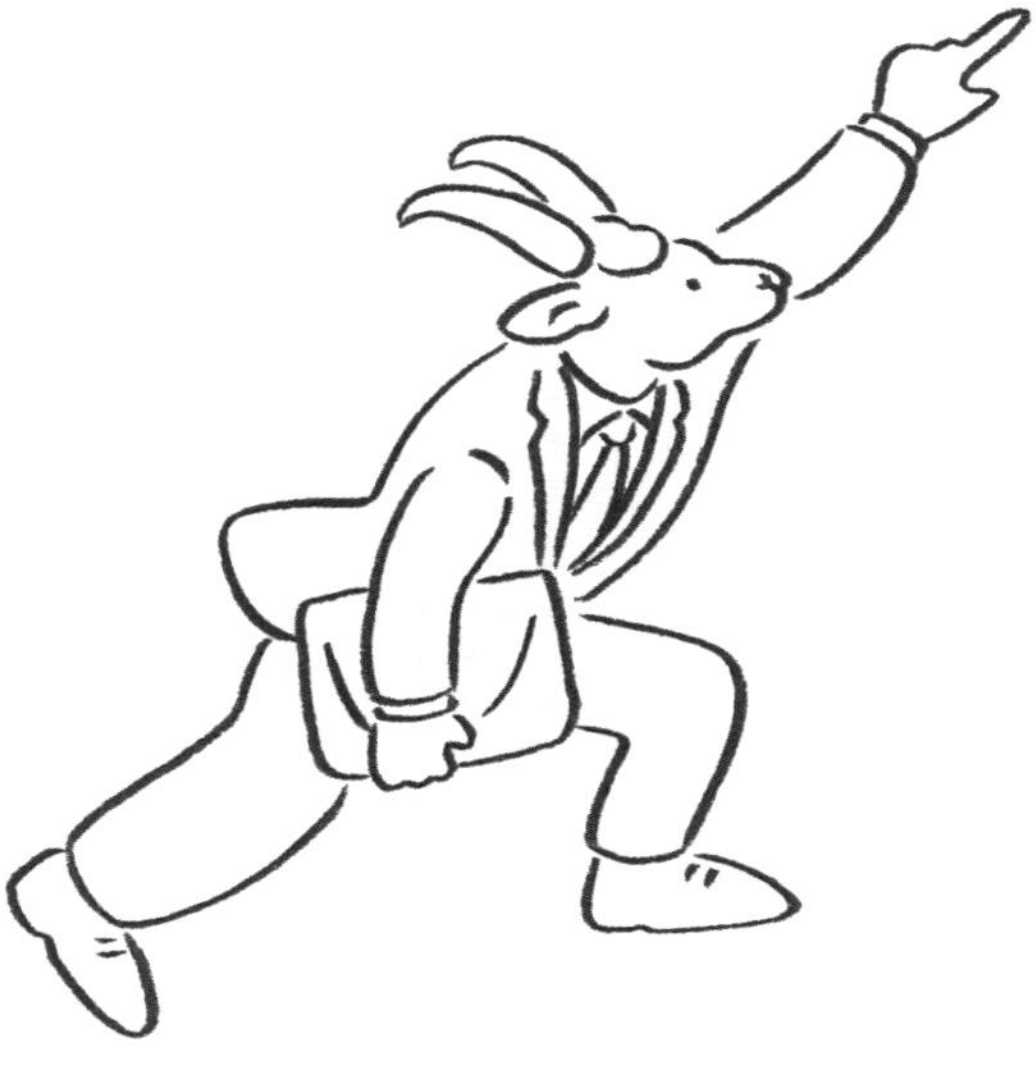

-MY AROMA-

サイプレス
サンダルウッド

疲れが出やすいところ

- 骨格
- 皮膚
- ひざ

おすすめアロマケア

全身のマッサージ

深呼吸したくなる落ち着いた香りのアロマオイルで、全身をマッサージして体のベースを整えましょう。人にやってもらうのも効果的です。

みずがめ座（1/20〜2/18生まれ）

型にはまらない自由な改革派

今までの慣習を変えていく力を持つみずがめ座。独創的で自由なアイデアを持ち、それを実行していきます。型にはまらず、仲間とともに新しいものを生み出すのが得意。マイペースで、ちょっと変わりものと思われがちな面もあります。常に時代の先を行くためには、グレープフルーツやユーカリなど、新しいアイデアを呼び起こすような香りがおすすめです。

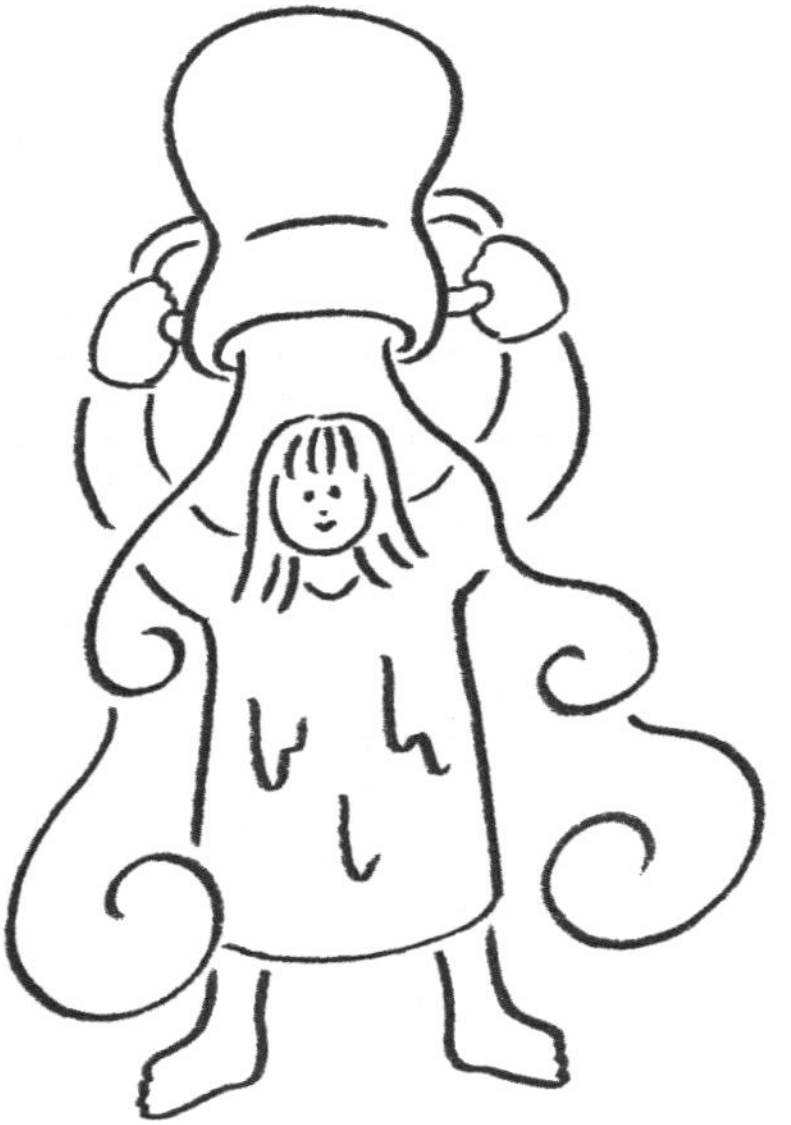

-MY AROMA-

グレープフルーツ
ユーカリ

疲れが出やすいところ

□脚　□静脈

おすすめアロマケア

フットマッサージ

次の日に疲れを持ち越さないように、リンパの流れをよくしてむくみを取るアロマオイルで、脚をマッサージしましょう。

うお座（2/19〜3/20生まれ）

流れに身をまかせ理想を夢見る

感受性が豊かで、ロマンチストなうお座。さまざまなことを広く受け入れる受容力があります。人の話を聞くのが得意で、誰かが悩んでいたら自分のことのように共感します。それが行き過ぎると、自分と他人の境界線があいまいになり、区別がつかなくなってしまうことも。感情のコントロールができなくなったら、プチグレンやメリッサの香りで、冷静さを取り戻して。

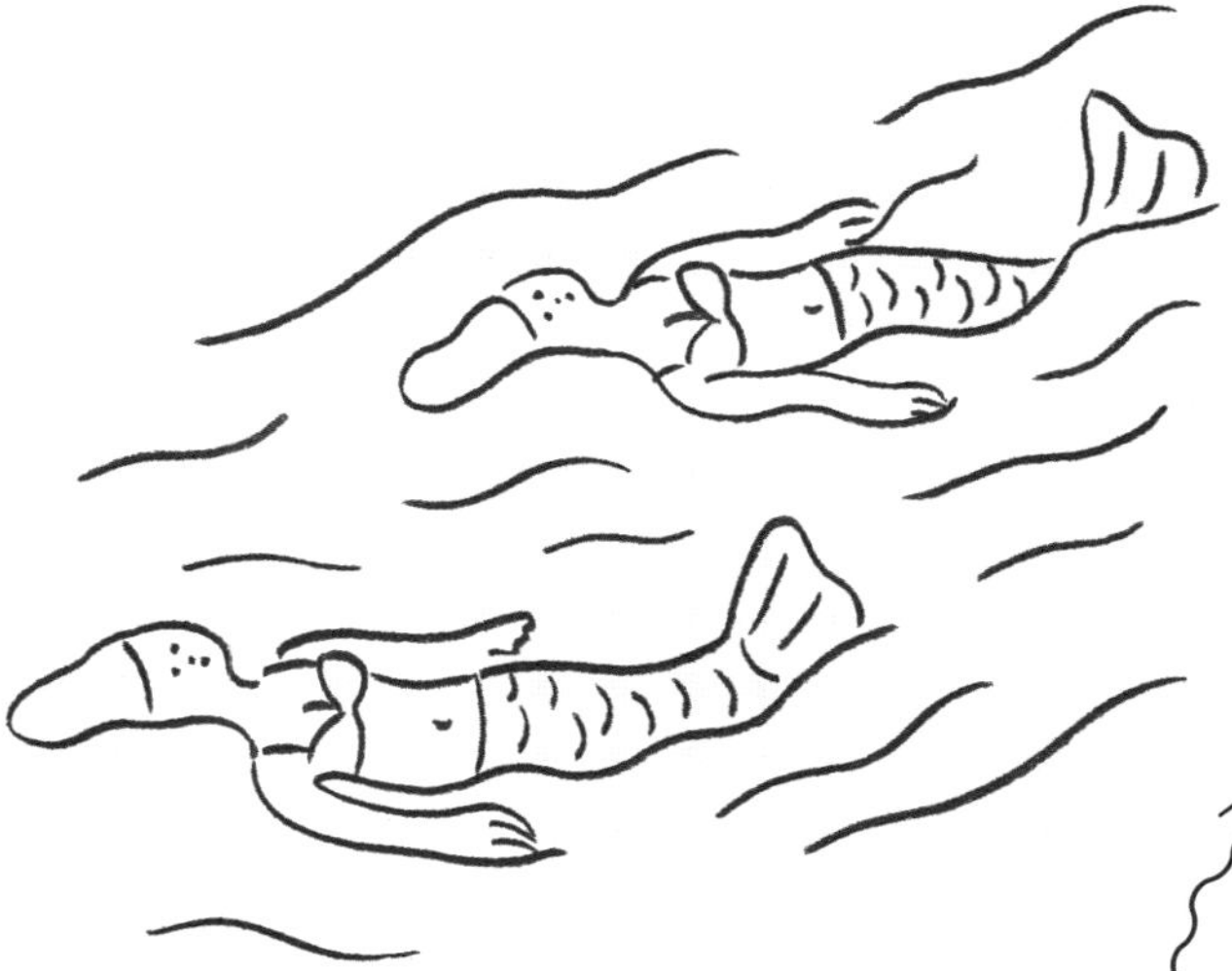

-MY AROMA-

プチグレン
メリッサ

疲れが出やすいところ

- 足
- リンパ
- 内分泌

おすすめアロマケア

フットバス

体を支える足は、多くの反射区がある重要な部分。さわやかな香りのアロマを垂らしてフットバスをすれば、全身のリカバリーにもつながります。

精油のプロフィール

この本の中で使用した30種類の精油の特徴を、簡単にご紹介します。
購入する際は、できれば実際に香りを確かめ、
学名などの詳しい情報が表示されている商品を選びましょう。

※敏感肌や疾患のある方、妊娠中や子供がいる場合は、医師や専門家に相談することをおすすめします。
※学名は代表的なものを紹介しています。

グレープフルーツ

学名 Citrus paradisi
香り すっきりとしたさわやかな香り。
働き 気持ちを高めて幸福感を与える。

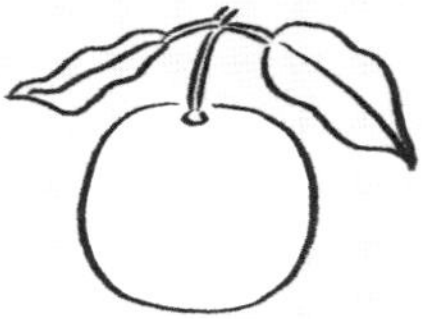

カモミール

学名 Matricaria chamomilla（カモミール・ジャーマン）、Anthemis nobilis（カモミール・ローマン）
香り リラックスする香り。
働き 心を穏やかにする。

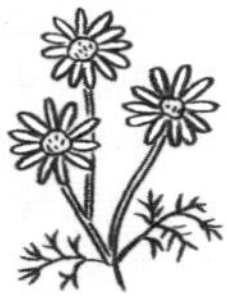

イランイラン

学名 Cananga odorata
香り 南国を思わせる甘く濃厚な花の香り。
働き 不安や怒りを静めて喜びをもたらす。

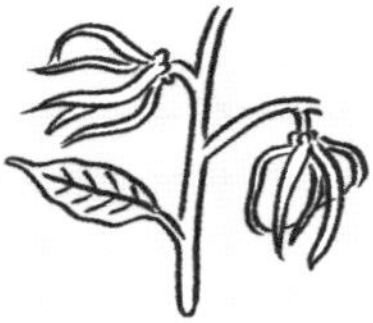

サイプレス

学名 Cupressus sempervirens
香り 森を思わせるフレッシュな木の香り。
働き 怒りをやわらげ心を落ち着かせる。

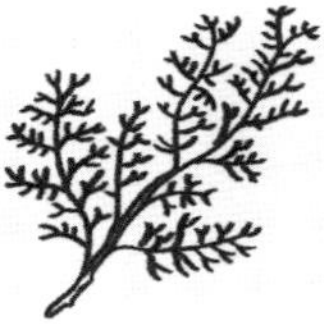

クラリセージ

学名 Salvia sclarea
香り 濃厚でビタースイートなハーブの香り。
働き 緊張して落ち着かないときに心を静める。

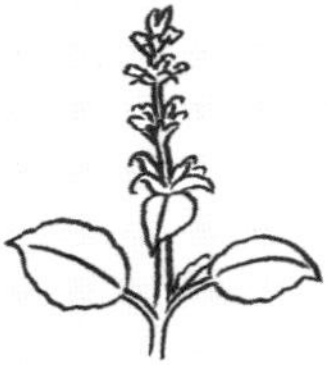

オレンジ（オレンジ・スイート）

学名 Citrus sinensis
香り 甘くフレッシュなかんきつ系の香り。
働き 落ち込んだ気分を明るくする。

ティートリー

【学名】Melaleuca alternifolia
【香り】フレッシュで鋭く清潔感のある香り。
【働き】殺菌作用を持つ。感染症を防ぐ。

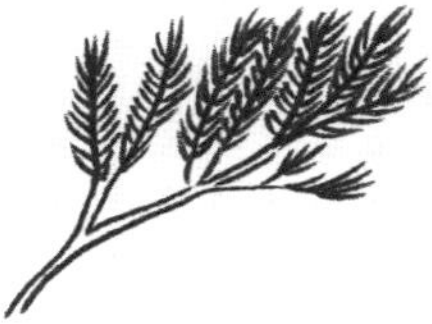

ジュニパー
（ジュニパーベリー）

【学名】Juniperus communis
【香り】苦みと甘みがあるウッディーな香り。
【働き】集中力を高めてやる気を起こす。

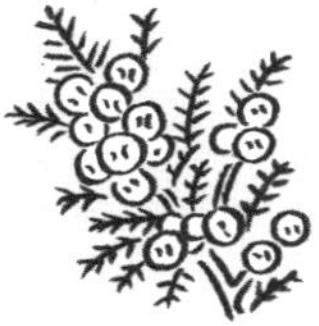

サンダルウッド
（白檀）

【学名】Santalum album
【香り】ウッディーで甘く深みのある香り。
【働き】神経をリラックスさせる効果がある。

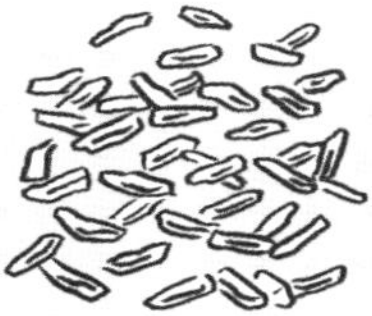

ネロリ

【学名】Citrus aurantium
【香り】苦味のある甘いフローラルな香り。
【働き】安心感を与え、幸せな気分にする。

ジンジャー

【学名】Zingiber officinale
【香り】ピリッとスパイシーで鋭い香り。
【働き】精神的に疲れたときに心を元気にする。

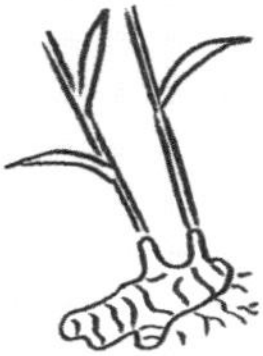

シトロネラ

【学名】Cymbopogon nardus
【香り】甘さのあるレモンのような香り。
【働き】気分を明るくする。昆虫忌避作用がある。

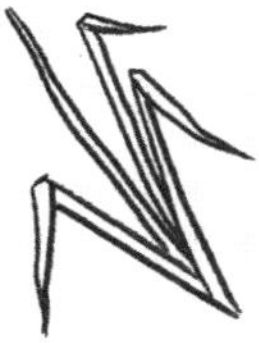

パチュリ

【学名】Pogostemon cablin
【香り】ウッディーでエキゾチックな香り。
【働き】現実に足をつかせ、心のバランスをとる。

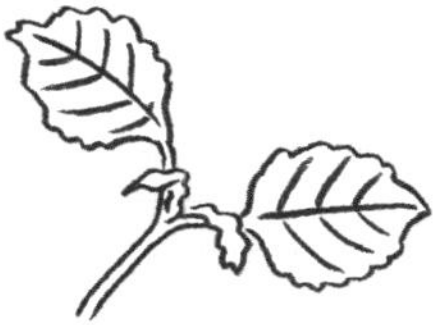

ゼラニウム

【学名】Pelargonium graveolens
【香り】ローズのような甘くて強い香り。
【働き】精神的なバランスを取り戻す。

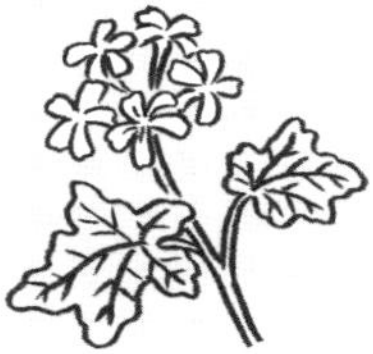

ジャスミン

【学名】Jasminum officinale
【香り】濃厚で甘いフローラルな香り。
【働き】温かい気持ちをもたらし自信をつける。

ベルガモット

学名　Citrus bergamia

香り　甘いグリーン系のフルーティな香り。

働き　リラックスさせ、気持ちを明るくする。

ブラックペッパー

学名　Piper nigrum

香り　ピリッとしたスパイシーな香り。

働き　心に刺激を与える。こりを改善する。

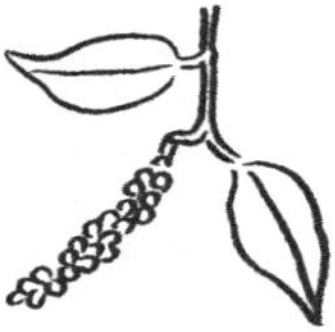

パルマローザ

学名　Cymbopogon martini

香り　かすかにバラを思わせる香り。

働き　気分を明るくリフレッシュさせる。

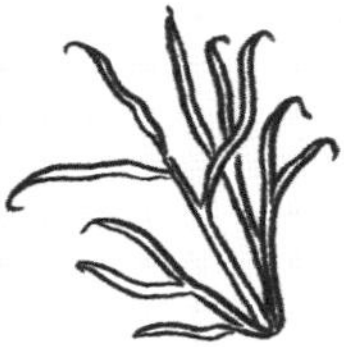

マジョラム
（スイートマジョラム）

学名　Origanum majorana

香り　甘くてスパイシーな香り。

働き　心を温めて気持ちを落ち着ける。

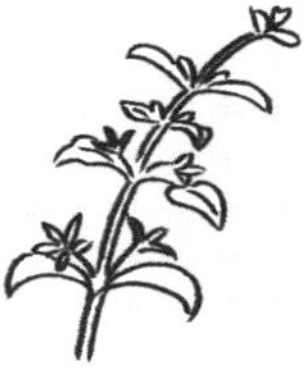

フランキンセンス
（乳香、オリバナム）

学名　Boswellia carterii

香り　スパイシーで甘い樹脂の香り。

働き　ストレスをやわらげ、集中力を高める。

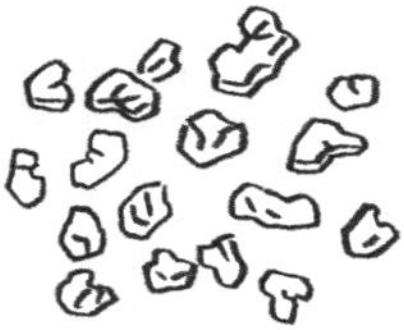

ヒノキ

学名　Chamaecyparis obtusa

香り　さわやかで落ち着きのある木の香り。

働き　リラックス、リフレッシュ作用がある。

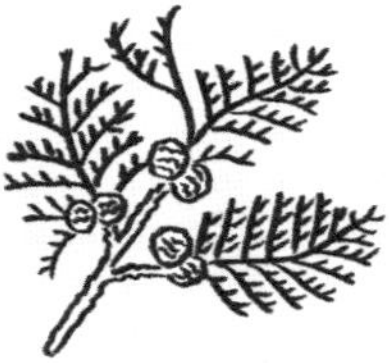

マンダリン

学名　Citrus reticulata

香り　豊潤な甘いかんきつ系の香り。

働き　気分をリフレッシュして心を明るくする。

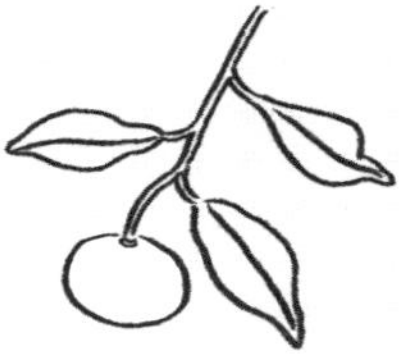

ペパーミント

学名　Mentha piperita

香り　スーッとしたメントールの香り。

働き　集中力を高め、眠気を覚ます。

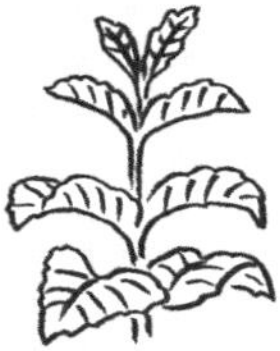

プチグレン

学名　Citrus aurantium

香り　ウッディーとフローラルが混ざった香り。

働き　心を落ちつかせリフレッシュさせる。

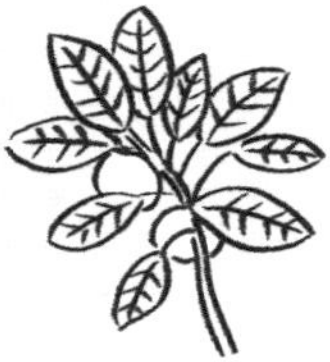

ローズ

学名　Rosa damascena、Rosa centifolia

香り　甘く濃密なバラの香り。

働き　女性らしさを高めて自信を与える。

ラベンダー（真正ラベンダー）

学名　Lavandula officinalis、Lavandula angustifolia

香り　フレッシュ感のあるフローラルな香り。

働き　鎮静作用に優れ、多くの作用を持つ。

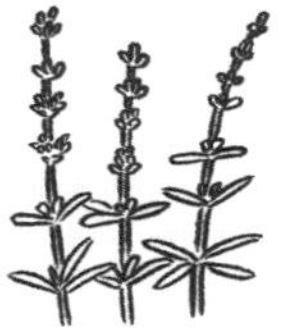

メリッサ（レモンバーム）

学名　Melissa officinalis

香り　甘くフローラルなレモンの香り。

働き　ショックを静めて気持ちを明るくする。

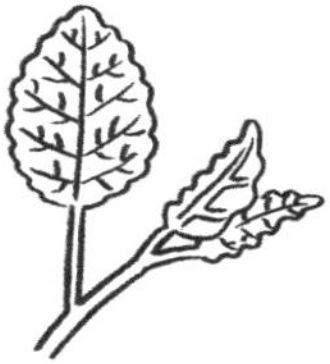

ローズマリー

学名　Rosmarinus officinalis

香り　クリアでしみとおるハーブの香り。

働き　集中力、記憶力を高める。

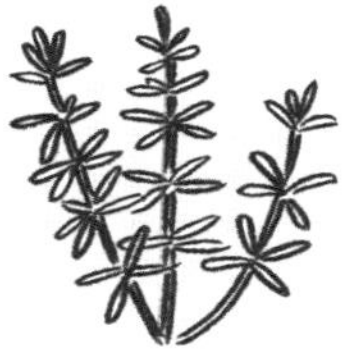

レモン

学名　Citrus limon

香り　フレッシュで酸味のある香り。

働き　リフレッシュさせ、頭の働きをよくする。

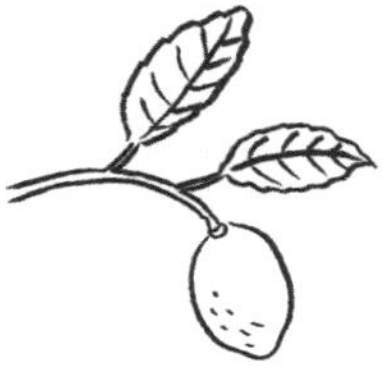

ユーカリ（ユーカリプタス）

学名　Eucalyptus globulus

香り　薬草のように鋭くしみとおる香り。

働き　殺菌作用や抗ウィルス作用がある。

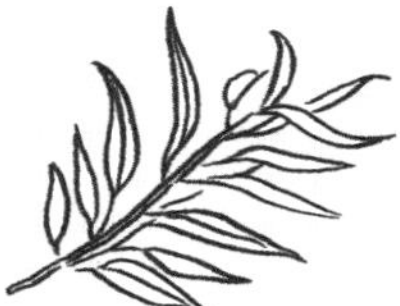

おすすめのブレンドレシピ（芳香浴用）

精油はブレンドして使うと、それぞれの個性が豊かに混ざり合い、
また違った香りを楽しむことができます。
いろいろ試して、自分好みの香りを見つけてみてください！

集中したいとき ⇒ ジュニパー／レモン／ローズマリー

さわやかな森にいる気分に ⇒ サイプレス／ジュニパー／ティートリー／ヒノキ

疲れきった心と体に ⇒ フランキンセンス／ベルガモット／ネロリ

心配事を洗い流す ⇒ クラリセージ／ジュニパー／プチグレン

穏やかな気持ちを取り戻す ⇒ プチグレン／マンダリン／ラベンダー

松尾祥子（まつお・しょうこ）

⇒1章（P.014〜021）、2章（P.032〜055、P.112〜121）

臨床心理士、アロマセラピスト、リトリートコーディネーター。1994年国際線客室乗務員として勤務中に訪れたオーストラリアで、アロマテラピーと出会う。それをきっかけに1999年より統合医療の現場を中心にセラピスト活動を開始する。五感を使ったメンタルヘルス支援、アロマテラピー講師、企業や学校の研修などを行う。心療内科「赤坂溜池クリニック」にて心理カウンセラーとしても活動している。

「SAFARI」代表　http://www.aroma-safari.com

平川知子（ひらかわ・ともこ）

⇒1章（P.023〜027）、2章（P.090〜111）

株式会社「生活の木」マーケティング本部マネージャー。AEAJ認定アロマテラピーインストラクター、JAMHA認定ハーバルセラピスト、JAPA認定アーユルヴェーダインストラクター。アロマテラピー専門店「生活の木」にて、企画、開発、広報、PRを担当。広報誌やWEBサイトの執筆、メディア対応などを行っている。
https://www.treeoflife.co.jp

栗山貴美子（くりやま・きみこ）

⇒2章（P.058〜087）、P.154〜157

英国IFA/IFPA認定アロマセラピスト、AEAJ認定アロマテラピーインストラクター・アロマセラピスト、英国リフレクソロジー協会リフレクソロジスト、CIBTAC認定エステティシャンなど。「ニールズヤード レメディーズ」で20年近くサロン業務等に携わり、延べ1万人以上の施術を行う。「ホリスティックスクール ニールズヤード レメディーズ」にて、IFAプロフェッショナルアロマセラピートレーニングコースのプリンシパルチューターとして講師活動も行う。

「Salon Bluelace」主宰　https://www.bluelace-kbyn.com

大内順美（おおうち・なみ）

⇒2章（P.124～137）、P.157

AEAJ認定アロマテラピーインストラクター、ホリスティックスクール ニールズヤード レメディーズ認定 パートナーシップ アロマセラピー講師、同アロマライフスタイリスト。精油を使ったアロマクラフトのレッスンを開催し、「香りのあるくらしをもっと楽しく」をテーマに、様々なアイデアを提案している。

「Aroma&Crafts KANOWA」主宰　http://kanowa.net

楠本菜緒実（くすもと・なおみ）

⇒3章（P140～153）

英国IFA認定アロマセラピスト、AEAJ認定アロマテラピーインストラクター・アロマセラピスト、JAMHA認定ハーバルプラクティショナーなど。植物と占星術の関係に興味を持ち、持ち前の探究心で学びを進めている。「ホリスティックスクール ニールズヤード レメディーズ」にて、12星座のアロマレッスンをはじめ、アロマ関連講座を担当。ライフスタイルに合わせ、植物の愉しみ方を提案している。

取材協力

株式会社 生活の木
株式会社 ニールズヤード レメディーズ

参考文献（順不同）

『アロマテラピーのための84の精油』（フレグランスジャーナル社）
『あたらしいアロマテラピー事典』（高橋書店）
『DVDでよくわかる はじめてのアロマテラピー』（池田書店）
『アロマテラピー検定公式テキスト1級』（公社 日本アロマ環境協会）
『ニールズヤード式アロマセラピー・セルフマッサージ』（河出書房新社）
『星が導き出すハーバルアストロロジー』（説話社）

大人女子のための
ココロとカラダがよろこぶ
アロマテラピー

2018年5月6日 初版第1刷発行

編集・執筆 川端浩湖
イラスト 深川 優
デザイン 宮崎絵美子
校正 鴎来堂
編集・進行 高橋かおる

発行人 三芳寛要
発行元 株式会社パイ インターナショナル
〒170-0005
東京都豊島区南大塚2-32-4
TEL 03-3944-3981
FAX 03-5395-4830
sales@pie.co.jp

印刷・製本 シナノ印刷株式会社

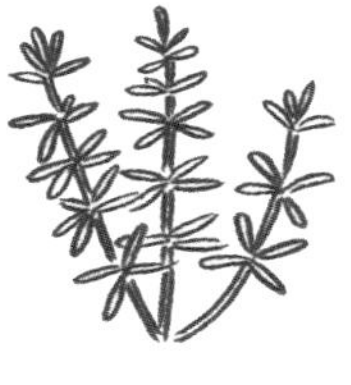

©2018 PIE International
ISBN978-4-7562-5022-3 C2077
Printed in Japan

本書の収録内容の無断転載・複写・複製等を禁じます。

ご注文、乱丁・落丁本の交換等に関するお問い合わせは、小社営業部までご連絡ください。